急诊整形外科
基本原则与技术

Plastic Surgery Emergencies Principles and Techniques

原　著　［美］Jamal M. Bullocks, MD

Patrick W. Hsu, MD

Shayan A. Izaddoost, MD, PhD

Larry H. Hollier Jr., MD, FACS

Samuel Stal, MD, FACS

主　译　李　丹　韩　岩

译　者　（按姓氏笔画排序）

刘虎仙　李　丹　陈犹白

姜　珊　韩　岩　曾　玮

世界图书出版公司

西安　北京　广州　上海

图书在版编目（CIP）数据

急诊整形外科：基本原则与技术/（美）布洛克（Jamal M. Bullocks）主编；李丹，韩岩主译.—西安：世界图书出版西安有限公司，2017.1

书名原文：Plastic Surgery Emergencies Principles and Techniques

ISBN 978－7－5192－1672－6

Ⅰ.①急… Ⅱ.①布… ②李…③韩… Ⅲ.①急诊—整形外科学—研究 Ⅳ.①R620.597

中国版本图书馆CIP数据核字（2016）第246602号

Copyright © 2008 of the original English language edition by Thieme Medical Publishers, Inc., New York, USA.

Original title:

Plastic Surgery Emergencies by

Jamal M. Bullocks, Patrick W. Hsu, Shayan A. Izaddoost, Larry H. Hollier, Samuel Stal

书　　名	**急诊整形外科**基本原则与技术
	Jizhen Zhengxing Waike Jibenyuanze yu Jishu
主　　编	［美］Jamal M. Bullocks, Patrick W. Hsu, Shayan A. Izaddoost, Larry H. Hollier, Samuel Stal
主　　译	李丹 韩岩
责任编辑	杨莉
装帧设计	绝色设计
出版发行	**世界图书出版西安有限公司**
地　　址	西安市北大街85号
邮　　编	710003
电　　话	029－87214941　87233647（市场营销部）
	029－87234767（总编室）
网　　址	http://www.wpcxa.com
邮　　箱	xast@wpcxa.com
经　　销	新华书店
印　　刷	中闻集团西安印务有限公司
开　　本	850mm×1168mm　1/32
印　　张	9.25
字　　数	200千字
版　　次	2017年1月第1版　2017年1月第1次印刷
版权登记	25－2013－007
国际书号	ISBN 978－7－5192－1672－6
定　　价	100.00元

序 言 Preface

　　严重的面部外伤、软组织损伤和手外伤,以及整形外科患者的术后治疗,对于急诊科医生来说是极大的挑战。早期的治疗措施往往会决定患者最终的功能恢复情况和美学效果。医生对于不熟悉的领域常常需要查阅大量资料,而急诊室繁忙的工作节奏或夜间值班时频繁的电话咨询都容易延误患者的诊断和治疗时机。《急诊整形外科:基本原则与技术》一书的出版提供了最新、易于学习的操作方法及清晰的图片,使出现急性整形外科问题的患者的治疗效果最佳化。本书通过简要的概述和治疗程序指导临床医生处理最关键时期的急诊外科患者。

　　本书包含了世界上最大的医学中心之一——Texas 医学中心附属医院(日门诊量超过 10 万人)急诊科所遇到的所有整形外科问题。本书的内容包括急诊患者需要的治疗信息、工具和药物。将所有章节设计成概要形式以便在丰富的文字内容与实践之间快速切换。我们希望,拥有 100 多张原创绘图及照片的《急诊整形外科:基本原则与技术》一书成为有效诊断和治疗急诊外科患者的第一步、快速参考资料。

　　当一名住院医生遇到静脉皮瓣淤血,一名乡村医生遇到手部感染,或是急诊科医生遇到肢体损伤,《急诊整形外科：基本原则与技术》一书都将提供深入、易于掌握的方法，这些方法将优化患者的治疗，并提高临床医生的自信心。

致　谢

正是由于 Baylor 医学院 Michael E. Debakey 外科部整形外科分部和 Texas 医学中心附属医院的全体教员和住院医生的辛勤工作、无私奉献和良好耐心（从始至终），这本书才得以成册。

最后，还要特别感谢插画师 Mike de la Flor 高超的绘图技巧和辛勤的付出，以及封面设计艺术家 Cara Ryan Downey 博士。

引 言 Foreword

"今天毕业,明天就不学习的人,其后天掌握的知识就会落后"。

——Newton D. Baker Jr.

当我被邀请为《急诊整形外科:基本原则与技术》一书写引言时,我必须承认首先跳入我脑海中的想法是:"真的有必要再出一本此类型的书吗?"但读过此书之后,我的观念发生了改变。当读者看到这本书时,可能首先会有两点疑问:一是这本看上去开本不大,并不是太厚重的图书是否可以满足读者的全部需求;二是质疑书的内容是否能达到读者要求的深度。现在我对这两个问题的答案非常明确:"是的!"

目前的医学知识体系每 5 年左右就会更新和翻倍,资历较浅的年轻整形外科医生和有经验的专家必须通过学习和阅读使知识量呈指数增加。本书将现有繁杂的医学知识精简提炼,可作为整形外科医生值班时经常遇到的急诊疾病治疗指南,及医生上班前或下班后的术后患者处理指南。

本书的作者为 Baylor 医学院的整形外科专家和普通外科医生,他们从自己的整形外科从医经历中精选素材,同时广泛收集大量资料,最终整理成册,便于临床医生在闲暇时或马上要处理患者前阅读。这本书涵盖了整形外科急诊治疗中会遇到的各类损伤及并发症;作者详细介绍了整形外科医生在处理急诊患者时应进行的鉴别诊断及正确的处理步骤;书中描述的大量临床经验可作为住院医师培训和早期医疗实践中的一般处理原则。外科医生在接诊患者时应能够提出一个完善的治疗计划并具备立即实现这一计划的能力,让患者和参与治疗的医务人员逐步建立治疗的信心。该书的版式也非常清晰,便于读者写读后感想或做技术笔记,有助于医生之后更好地处理有类似损伤的患者。

此刻,我必须特别提到本书的主要作者 Jamal. M. Bullocks 博士,他将超凡的能力和年轻人的热情融为一体,书中充满了他自己的想法和其他作者的经验,使该书适用于所有的整形外科医生、普通外科医生和急诊科医生。

对于高年资整形外科医生来说,虽然他们已经掌握了大部分值班时可能遇到的整形问题处理措施,但经过了 10 年甚至 20 年的发展,现在的处理方案(例如治疗方法)可能会有变化。因此,我们必须感谢这本书的所有作者,是他们耗费大量的精力和时间为我们提供了如此简明、实用的急诊整形外科处理方法参考书。

Melvin Spira,M. D. ,D. D. S.

简写列表

3D　three-dimensional,三维

ABCs　airway, breathing, and circulation,气道、呼吸和循环

AP　anteroposterior,前后

b. i. d.　twice daily,每天2次

BP　blood pressure,血压

BSA　burned surface area,烧伤面积

BSS　balanced saline solution,平衡盐溶液

C-spine　cervical spine,颈椎

CBC　complete blood count,全血计数

CHEM-7　a basic metabolic panel,基础代谢检查

CMP　carpometacarpal,腕掌关节

CRP　C-reactive protein,C反应蛋白

CSF　cerebrospinal fluid,脑脊液

CT　computed tomography,CT断层扫描

CVP　central venous pressure,中心静脉压

CXR　chest X-ray,X线胸片

DIC　disseminated intravascular coagulation,弥散性血管内凝血

DIP　distal interphalangeal predominant,远端指间关节

EMG　electromyogram,肌电图

ENOG electroneurography,神经电图

ENT ear,nose and throat,耳鼻喉

ESR erythrocyte sedimentation rate,红细胞沉降率

FFP fresh frozen plasma,新鲜冰冻血浆

IM intramuscularly,肌内注射

INR international normalized ratio,国际标准化比率

IP interphalangeal,指节间

IV intravenously,静脉滴注

IV/PO intravenously or orally,静脉滴注或口服

IVF intravenous fluid,静脉注射液

目 录 Contents

第 1 章

伤口的处理

◆ 评　估

在对伤口进行处理之前，必须对伤口进行全面评估。

急性伤口

1. 评估伤口的大小、形状和部位。

2. 判定受伤时间——急性（从受伤时起算时间）或慢性（伤口持续存在超过 3 个月）。

3. 明确是割伤、撕脱伤或慢性开放性伤口。

4. 评估伤口的气味、渗出物、脓性引流物、出血和组织碎片。

5. 明确是否有血管、肌腱、神经、关节、肌肉或骨骼的外露。

6. 评估伤口内异物：如果病史与临床查体相矛盾，要考虑行 X 线检查。

慢性伤口

慢性伤口需要查明伤口未愈合的原因（表1-1）。

表1-1　伤口未愈合原因

内因	外因
血供差	高龄
感染	恶性肿瘤
细菌污染	营养状况差
$>10^5$ 或 $>10^4$ B 族链球菌	放射线暴露史
伤口张力或压力	严重疾病综合征（如糖尿病）
$>30mmHg$	免疫抑制
	吸烟

注：$1mmHg \approx 0.133kPa$

因此，慢性污染性伤口应做以下血清学检查：
- 白细胞
- 血细胞比容或血红蛋白
- 白蛋白
- 前白蛋白、B 转铁蛋白
- 红细胞沉降率（ESR/SED）

◆ 治　疗

急性伤口

对急性伤口的冲洗旨在去除伤口中的血液、异物、组织碎片和细菌。应用容量为 1L 的生理盐水瓶并在瓶盖上用18G针头扎2~3个孔即可轻易完成。用力挤压瓶体，便可以起到有效的加压冲洗作用。伤口应当冲洗至肉眼看不到任何组织碎片为止。在冲洗和清创前需要进行麻醉，这样可以使患者感觉舒适，且可以对伤口行进一步清洁。

慢性伤口

对慢性伤口进行简单的表面冲洗收效甚微，其仅适用于在床旁对伤口中非常明显的组织碎片的处理。有研究表明，应用约483kPa压力的冲洗才可以减少细菌含量和颗粒物质。最好在手术室应用Pulsa Vac伤口清创系统或喷气式灌洗系统来进行。必要时，可以在手术室对失活组织彻底清创。

◆ 清创和止血

准备闭合污染伤口时，对失活组织和皮肤边缘的彻底清创至关重要。通常无须使皮肤高度血管化并切除过多的皮肤组织。应修剪边缘不整齐的皮肤以便缝合。通过压迫，或使用硝酸银、纤维蛋白、速即纱、凝血酶或缝线结扎（小血管应用可吸收缝线，大血管用不可吸收缝线），可达到止血的目的。如果对组织是否能存活有疑问，最好让组织自行分出界线而不是一开始就将其清除。有存活疑问的组织在清创后经常会因形成逆行血栓而坏死。一旦坏死组织与正常组织分界清楚，即可对组织进行清创直至看到健康的出血组织。

◆ 伤口闭合和抗生素治疗

在闭合伤口、冲洗、清创之前，应进行止血并修整边缘不整齐的皮肤。无张力的伤口闭合有助于确保无瘢痕愈合。

对于大多数清洁的割伤，如果在受伤后 8h 内就医，污染很少，则可以直接闭合伤口，无须使用抗生素。对于受伤超过 8h 的清洁伤口，在对整个创面进行清创并将组织边缘剪切锐利后可以进行闭合，这类伤口包括刺伤、被窗户或玻璃割伤，以及清洁的撕脱伤。另一方面，污染创面如果含有污垢和碎片，应全身使用抗生素并预防性给予破伤风。

通常选择可以治疗革兰氏阳性菌的抗生素（头孢唑啉钠 1g 静脉滴注）。由于耐甲氧西林金黄色葡萄球菌（MRSA）日益增多，某些伤口可能需要其他类型抗生素来控制感染（克林霉素 600mg 静脉滴注，或者万古霉素 1g 静脉滴注）。对于在医疗机构接受评估且伤口有污染风险的患者，应静脉给予抗生素治疗。

如果伤口被碎片严重污染或患者有糖尿病，则需要考虑使用更广谱的抗生素，例如，莫西沙星 400mg 静脉滴注或口服，每天 1 次；哌拉西林钠 3.375g 静脉滴注，每 6h 1 次；亚胺培南 1g 静脉滴注，每 8h 1 次；或者联合用药。

污染伤口除在面部外均需要保持开放。每天应进行至少 2 次从湿到干敷料的更换。此外，患者应经常淋浴并用肥皂和清水清洗伤口。

应保证给予门诊患者 5 ~ 7d 的抗生素治疗。抗生素的抗菌谱应覆盖革兰氏阳性菌和耐甲氧西林金黄色葡萄球菌（克林霉素 450mg 口服，每天 4 次；复方磺胺甲噁唑口服，每天 2 次）。头孢氨苄对污染伤口无效。很少有患者因急性伤口需要住院接受静脉抗生素治疗，清创和预防性口服抗生素治疗一般已可满足需求。当患者为伴有明显污染或可能化脓的亚急性或慢性伤口时，应考虑住院给予静脉抗生素治疗和正规清创术。

带有皮瓣伤口的闭合

如果患者有撕脱皮瓣，应该将皮瓣缝回原位（图 1 - 1）。切记不要为了完全闭合伤口而增加皮瓣的张力，因张力增加会导致整个皮瓣坏死。首先应清除失活组织，其次将皮瓣无张力置入原位，皮瓣的远端通常会坏死，当皮瓣的正常组织和坏死组织区分明确时，应计划实施再次清创术。

预防破伤风

容易造成破伤风的伤口一般是受伤时间较长（>6h）、深度较深（>1cm）和（或）有污染，特别是在混有生锈的金属、粪便或土壤时。根据伤口污染的程度来决定注射破伤风抗毒素、破伤风免疫球蛋白或完整的免疫接种。对预防破伤风的具体推荐意见见表 1 - 1、1 - 2 和 1 - 3。

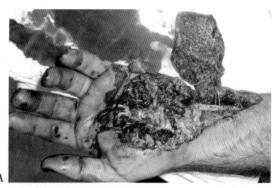

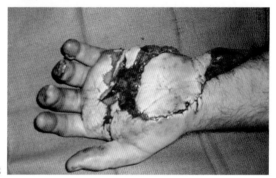

图 1-1 A. 撕脱皮瓣。B. 撕脱皮瓣无张力复位

表 1-1 容易出现破伤风感染的伤口

清洁伤口（低风险）	易感染的破伤风伤口（高风险）
清洁的切割伤口	任何受伤 >6h 的伤口或烧伤
表浅擦伤	接触土壤、粪便或堆肥
烫伤皮肤	刺伤
	感染伤口
	复合（开放性）骨折
	大量失活组织
	动物或人咬伤

表 1-2　免疫接种状态和破伤风风险

免疫接种状态	低风险	中风险	高风险
全程免疫，强化注射后 5 年内	无	无	无
全程免疫，强化注射后 5~10 年	无	Td	Td
全程免疫，强化注射超过 10 年	Td	Td	Td + TIG
未全程免疫或不确定	全程破伤风疫苗接种	全程破伤风疫苗接种 + TIG	全程破伤风疫苗接种 + TIG

注：无 = 无须强化免疫；Td = 破伤风抗毒素；TIG = 破伤风免疫球蛋白

表 1-3　破伤风免疫球蛋白推荐接种剂量

患者	剂量（U）	治疗
成人	250~500	对于成人和儿童患者，均需在注射了破伤风抗毒素的对侧上臂肌内注射破伤风免疫球蛋白
儿童	250	

◆ 随　访

对所有伤口均需进行细致密切的随访。如有可能，应要求患者 3d 内回访并告知其有关感染的体征和症状。对患者进行伤口护理的具体指导以及抗生素治疗，可以确保患者的治疗依从性并使其最终获得良好的预后。

第 2 章

麻醉和伤口闭合

所有伤口必须清除异物并彻底冲洗（详见第 1 章）。止血的方法有压迫，或用硝酸银、纤维蛋白、速即纱、凝血酶或缝线结扎（小血管用可吸收缝线，大血管用不可吸收缝线），以抑制血肿形成。为了获得理想的美学效果，应对所有失活组织和锯齿状边缘进行修剪。

可以应用缝线、医用订皮机、皮肤胶带或伤口黏合剂来闭合伤口。伤口一般需用合适的缝线逐层关闭缝合，且表皮要接近无张力并尽可能外翻。外翻的皮肤边缘最终会变平并形成平坦的愈合伤口，而内翻的皮肤边缘会导致出现沟壑样的瘢痕。

为确保伤口成功闭合，需要为医患创造良好的环境，可给予患者止痛药、局部麻醉剂或镇静剂，以帮助减轻患者的焦虑情绪，从而提高伤口更完美闭合的可能性。

◆ 麻　醉

局部麻醉剂

局部麻醉剂通过影响感觉传入神经的钠离子通道来发挥作用。局部麻醉剂进入细胞膜并可逆性地结合到钠离子通道上，随后细胞将无法去极化。利多卡因可能是急诊室最常用和最容易获得的局部麻醉药物。利多卡因可以与肾上腺素联合应用以减少其用量，延长麻醉持续时间和减少局部出血量（通过使血管收缩）。利多卡因的最大安全剂量是 4mg/kg，同时加用肾上腺素（浓度一般为 $1:10^5$）时，最高剂量可提高至 7mg/kg。

浓度为 1% 的利多卡因溶液的配比为：

1g/100mL ＝ 10g/1 000mL ＝ 10 000mg/1 000mL ＝ 10mg/mL

例如，一个 70kg 体重的男性应用利多卡因和肾上腺素的最高剂量如下：

70kg×最高剂量（7mg/kg）＝490mg 利多卡因

490mg×1mL/10mg（1% 利多卡因）＝49mL 1% 利多卡因和肾上腺素

肾上腺素不能用于末梢动脉区域，例如阴茎、手指足趾、鼻或星状撕脱伤，以避免发生局部组织缺血坏死。肾上腺素麻醉需要等待5～7min 才能起效。表 2－1 提供了其他可能用到的局部麻醉药物的最大剂量和麻醉持续时间。

表 2 - 1　闭合伤口使用的局部麻醉剂

药物	起效	最大剂量（mg/kg，加肾上腺素时）	麻醉时间（加肾上腺素时）
利多卡因	快速	4.5（7）	120min（240min）
甲哌卡因	快速	5（7）	180min（360min）
丁哌卡因	缓慢	2.5（7）	4h（8h）
普鲁卡因	缓慢	8（10）	45min（90min）
氯普鲁卡因	快速	10（15）	30min（90min）
依替卡因	快速	2.5（4）	4h（8h）
丙胺卡因	中速	5（7.5）	90min（360min）
丁卡因	缓慢	1.5（2.5）	3h（10h）

当选择局部麻醉时，在溶液中加入碳酸氢钠效果会更好，特别是对于清醒患者。局部麻醉药物的 pH 一般保持在 4 ~ 5 可以延长药物的作用时间，但在这一酸碱度条件下，患者经常感到注射部位灼痛感。通过增加局部麻醉剂的 pH 可促使药物形成更多的非离子型，从而更易于穿透细胞膜，加快药物的起效时间。每 9mL 局部麻醉药物中添加 1mL 1mol/L 的碳酸氢钠溶液，可以减轻灼痛感，使患者感觉更为舒适。温热麻醉剂、应用 25G 或更细的针头、注射于创面内而不是穿透皮肤，均有助于减轻患者注射麻醉剂时的疼痛感。

表面麻醉剂

- 局部麻醉剂混合物（EMLAS）：2.5% 普鲁卡因和 2.5% 利多卡因乳膏

- 利多卡因 - 肾上腺素 - 丁卡因（LET）凝胶

4% 利多卡因，1∶2000 肾上腺素，1% 丁卡因

　　麻醉持续时间和深度取决于乳膏与皮肤的接触时间。将表面麻醉剂应用于创面并覆盖透明输液贴（tegaderm）或其他可以闭合创面的敷料。乳膏或凝胶一般需要在麻醉区域应用至少 45min 才能起到麻醉效果。

指神经和面神经阻滞麻醉

　　见相关手部章节（详见第 18 章）和面部撕脱伤章节（详见第 8 章）。

清醒镇静

　　在急诊室经常遇到恐惧和焦虑的小儿患者。由于儿童很难配合术者，导致缝合伤口困难。如果条件具备且做好足够的预防措施，可以考虑使用清醒镇静剂。可咨询训练有素的儿科医生或麻醉医生关于如何进行清醒镇静，特别是当手术医生在此领域经验有限的情况下更应如此。整个手术过程需要在护士的监控下进行。

　　在进行清醒镇静之前，术者必须详细了解患者完整的病史并进行相关体格检查，包括：

- 年龄
- 体重（条件具备时均须测量，不能估计）
- 生命体征
- 血氧饱和度
- 无头部外伤史
- 心、肺、神经系统和精神状态
- 损伤的大小、位置以及损伤处神经血管末梢情况

在镇静前，应注意：

- <2 岁的患儿，应禁水 2h；>3 岁的患儿，应禁水 3h
- 禁食牛奶或固体食物 8h

在进行镇静的过程中：

- 保持持续的血氧饱和度和心率监测
- 持续镇静时每 15min、深度镇静时每 5min 需进行生命体征和血压的监测记录
- 记录药物的剂量和注射时间
- 记录患者的意识状态和对刺激的反应

作为预防措施，要确保以下几点：

- 在镇静操作过程中，准备好鼻插管和插管托盘
- 在注射器中准备好苏醒药物（纳洛酮 0.4mg 静脉推注，必要时每 2~3min 重复一次；氟马西尼 0.2mg 静脉推注 30s，必要时随后可再给予 0.3mg 静脉推注 30s，最大总剂量为 3mg）
- 准备好负压吸引装置
- 室内有护士随时可以帮忙
- 联合应用止痛剂和起遗忘作用的药物

常用的药物如下（表2-2）：

- 成人
  - 短期使用：咪达唑仑 + 芬太尼
  - 适度间隔后重复使用：吗啡 + 劳拉西泮
- 小儿
  - 氯胺酮 + 咪达唑仑

对于所有患者，初始应用亚治疗剂量，随后经短期间隔后重复推注至产生镇静效果。

表 2 - 2　闭合创面使用的清醒镇静剂

药物	种类	成人剂量	小儿剂量	开始镇静
芬太尼	止痛、镇静	0.5~1g/kg 静滴或肌注，每30~60min	2~10g/kg 静滴或肌注，每1~2h	1~3min（静滴）
速眠安	镇静、催眠、遗忘	0.5~2mg 静注，超过2~3min	0.25~0.5mg/kg 口服或肌注，0.05~0.1mg/kg 静注	15min（肌注）2.5min（静注）
芬拉西泮	镇静、催眠、遗忘	总量2mg，0.044mg/kg 静注	0.05~0.1mg/kg 缓慢静注	1h（肌注）15~20min（静注）
氯胺酮	止痛、遗忘	1~4.5mg/kg 静注，3~8mg/kg 肌注	6~10mg/kg 口服手术前30min，0.5~2mg/kg 静注1次，3~7mg/kg 肌注1次	3~4min（肌注）30s（静注）
布洛芬	镇静、催眠、遗忘	3mg/（kg·h）（静注）	不建议16岁以下儿童使用	40s（静注）
吗啡	止痛、镇静	5~20mg 肌注，2.5~15mg 静注超过4~5min	0.1~0.2mg/kg	15~30min（肌注）5~10min（静注）

缝　线

缝线材料种类较多，通常可以分为以下几种（表2-3）：

- 可吸收缝线与不可吸收缝线
- 编织缝线与单股缝线
- 不同抗张力强度半衰期的缝线

急诊室内缝针的类型：

- 锥形针或圆针：用于肌肉、软骨、黏膜
- 三角针：缝合皮肤
  - 用半圆弧的三角针缝合皮下组织
  - 用3/8弧的三角针缝合皮肤

缝合技术包括（图2-1）：

- 简单间断缝合：用于一般组织缝合
- 简单连续缝合：可快速有效地缝合长撕裂伤，如果继发感染需要拆除全部缝线
- 垂直褥式缝合：对外翻皮肤边缘非常有效，但可能导致皮肤坏死
- 水平褥式缝合：对外翻皮肤边缘有效，但可能导致皮肤坏死
- 连续皮内缝合：用于在手术室闭合清洁伤口
- 医用订皮机：一种快速的闭合创面的方法，一般用于头皮或污染伤口，可以闭合得较松。订皮钉需要在5d之内去掉，以避免上皮化和美容效果不佳
- 免缝胶带：可以施加一点张力用于对齐小裂口

表 2-3　伤口闭合缝线

缝线	可吸收或不可吸收	单股或编织	半衰期	强度	吸收时间	一般用途
外科羊肠线	可吸收	单股	7～10d	第 7 天 75%	2 个月	小儿皮肤闭合
铬肠线	可吸收	单股	2 周	第 14 天 12%	3 个月	黏膜闭合
vicryl	可吸收	编织	2～3 周	第 2 周 65% 第 4 周 8%	2 个月	皮肤深层 肌肉、筋膜
PDS	可吸收	单股	4 周	第 3 周 70%	6～8 个月	肌肉、筋膜
单乔 （monocryl）	可吸收	单股	1～2 周	在第 1 周时 50% 在第 2 周时 20%	3～4 个月	皮肤深层 皮下缝合
丝	不可吸收	编织	永久			加强、止血
尼龙	不可吸收	单股	永久			皮肤
prolene	不可吸收	单股	永久			皮肤、肌腱

PDS：聚对二氧杂环己酮缝线

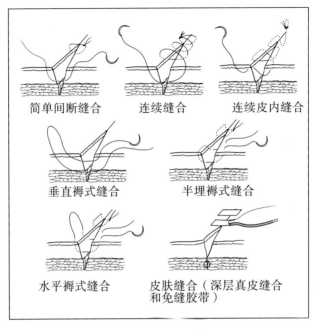

简单间断缝合　　连续缝合　　连续皮内缝合

垂直褥式缝合　　　　半埋褥式缝合

水平褥式缝合　　皮肤缝合（深层真皮缝合和免缝胶带）

图 2 -1　缝合技术

● 多抹棒：皮肤黏合剂，可用于清洁的无锯齿状边缘的伤口。在伤口充分准备好后，用手指对合皮肤边缘，使用多抹棒涂 1 遍，干燥 20 s，然后涂第 2 遍（须注意防止任何异物进入伤口）

总之，应首先对患者的伤口进行麻醉，仔细清创并去除锯齿状边缘后，小心对合真皮和表皮层，尽可能实现无感染愈合及最佳的美容效果。

第 3 章

褥 疮

　　对于整形外科医生而言，褥疮的治疗是最棘手的问题之一。通常，褥疮患者会出现急性全身感染的征象。褥疮是伴发多器官疾病的长期卧床患者出现的一种慢性疾病，因此，应当明确引起急性全身感染的原因可能并不是褥疮本身。检查者需对每个病例进行完整的评估以排除褥疮是造成感染的原因。

◆ 褥疮分期（图 3 - 1）

　　Ⅰ期：皮肤完整并伴有红斑（按压后红斑不消退）。
　　Ⅱ期：表浅溃疡部分深及表皮和真皮，通常存在磨损、水疱或非常浅的溃疡。
　　Ⅲ期：深及皮下组织的皮肤全层缺失，但尚未延伸至筋膜。
　　Ⅳ期：深及皮下组织的皮肤全层缺失，累及肌肉、骨骼、肌腱、韧带或关节囊。

◆ 评 估

- 让患者处于光线充足的环境以便看清溃疡
- 轻柔探查伤口并评估积液或引流的脓液。如果存在脓液，则需切开引流，充分冲洗伤口，敷料由湿到干覆盖创面（图3-1）。获取脓液组织样品做培养

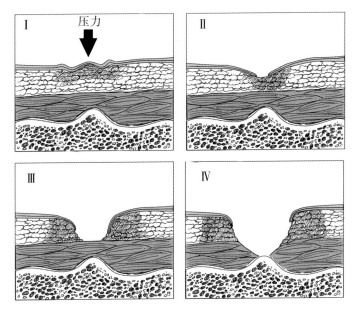

图3-1　褥疮分期

- 坏死软组织很常见。若未引流出脓液，则发生脓毒症的可能性不大。大量引流物表明皮肤下存在较大的伤口
- 皮下脂肪和肌肉比皮肤更容易缺血。因此，完整的皮肤（有可能存在小痂皮）下面可能隐藏着大片坏死

组织，使伤口分期不明。通常，邻近的皮肤层有痂皮或痂皮覆盖时表明皮肤层有部分缺损。而看到凹陷的痂皮有可能意味着全层皮肤缺损

- 影像学检查可以评估创口下面的深部软组织（CT扫描）或骨感染（X线检查）
- 进行相关检查：血常规、血培养、胸部 X 线、血糖、白蛋白和前白蛋白、红细胞沉降率、C 反应蛋白和尿液分析
- 排除其他可能引起发热的因素：肺炎、中心静脉置管、尿路感染
- 检查患者是否有大小便失禁

◆治　疗

所有溃疡的一般治疗包括：

- 减压：将患者置于气液垫上，用枕头、松软的衬垫物、圆圈垫进行减压
- 避免持续的压力
- 经常翻身，每 2h 给患者翻一次身
- 清洁大小便失禁患者：应用尿管或肛管（最长24h）
- 给予充分营养（使白蛋白 > 30g/L，前白蛋白 > 180g/L）

各期溃疡的治疗：

- Ⅰ期：用保湿剂防止干燥
- Ⅱ期：不必清创，应用封闭敷料例如聚氨酯膜（duoderm）或水状胶体

- Ⅲ期和Ⅳ期：需要用锐利的器具清创并应用脉冲冲洗器冲洗创面。应用 Kerlix 纱布由湿到干覆盖伤口

所有溃疡均需充分清除坏死组织，但因为疼痛和可能无法控制的出血，清创一般需要在手术室进行。小的坏死组织可以在床旁局部麻醉下用剪刀和手术刀清除。如果是截瘫患者，则无需麻醉，但必须进行充分止血。用生理盐水（或 0.25% dakin 液）浸湿 kerlix 纱布对清创伤口由湿到干外敷。应注意，湿润 kerlix 一角将其置于创面，不要将湿润的 Kerlix 纱布置于皮肤，否则会导致皮肤被浸渍，敷料每 8h 更换一次。Dakin 液或 0.25% 乙酸溶液可用于化脓性伤口，伤口清洁后应立即停止使用以避免破坏组织。由医院内专业的护理团队每天冲洗伤口并持续清创，避免在皮肤上应用胶布。Duoderm 敷料可以用于伤口的各边，以此避免直接在伤口皮肤表面频繁地贴胶布。

如在急诊室看到患者无蜂窝织炎、白细胞计数增加或脓性引流物，则可以考虑必要时清创，安排患者在门诊治疗。对于这些患者，要告知其家属：①每 8h 更换一次敷料；②保持伤口清洁的重要性；③需勤为患者翻身。如果患者有蜂窝织炎或伤口引流出脓液，则需要考虑安排住院，特别是存在并发症时。

磺胺嘧啶银或磺胺米隆可以选择性地用于有痂皮的伤口。可以尝试暂时去除创面细菌集落，最后进行清创。将聚维酮碘涂擦于痂皮有利于干燥创面，促进愈合，且不会发生皮肤进一步被浸渍的问题。由于所有伤口均有细菌集落生长，甚至是清洁的肉芽组织，因此使用培养拭子意义不大。组织的定量活检可以评估组织的细菌含量（每克组织是否 $> 10^5$），骨组织活检可以明确是否存在骨髓炎。

第4章

咬　伤

尽管咬伤经常由急诊科医生处理，但整形外科医生也会面临这一问题，因为咬伤经常发生在手部或面部，可导致明显的软组织损伤。

- 应用大量生理盐水充分冲洗伤口
- 清除失活组织
- 引流积液
- 根据检查情况决定是否需要预防破伤风
- 除面部外，其余伤口保持开放
- 评估是否需要应用抗生素

◆ 人咬伤

人口腔中含有大量不同种类的细菌，包括艾肯菌、葡萄球菌、草绿色链球菌、类杆菌等。处理所有人咬伤伤口的一般原则见上文。对于急性咬伤，必须全面评估伤口并充分冲洗。需要预防性地给予患者抗生素，且密切观察任何感染征象。

一般情况下，感染初期患者的临床表现并不明显，因此在感染发生之前往往并未进行处理。因此应在急诊室全面评估患者，并根据情况建议收治入院、静脉使用抗生素或必要时手术治疗。

咬伤表面一般看上去问题不大，所以更需要仔细评估深部感染的情况。因皮肤和其下的结构极为贴近，因此可能存在神经和肌腱的损伤；由于牙齿可穿透组织，所以微生物很容易感染伤口深部，造成深部筋膜和皮下组织层面的感染播散。因此，在遇到擦伤等伤口较小的创面时要排除其深部损伤的可能。

- 检查伤口的深度、是否有异物、引流液情况，以及是否存在蜂窝织炎
- 检查皮下是否有捻发音（皮下气肿），如有，则表明沿着深部层面有产气微生物
- I + D（切开 + 引流）并冲洗
- 包扎伤口
- 抗生素治疗

◆ 握拳击伤

当拳头的打击力量击中嘴部时，经常造成击打者手部皮肤撕裂或伸肌腱感染，来自口腔的细菌亦会污染深部关节，如掌指关节。当手回到中立位置时，细菌会移位造成更近端的污染。对于严重污染和就诊较晚的伤口，应考虑在手术室进行侵入性的冲洗和清创。

- 检查手部：排除掌骨头骨折、骨髓炎和牙齿异物
- 检查伸肌腱和屈肌腱：排除屈肌腱腱鞘炎
- 分析脓性引流物：进行引流物培养和药敏试验

- 检查是否存在捻发音
- 检查关节高度是否变小，确认是否存在掌骨头骨折
- 局部冲洗：如果累及关节，则需要在手术室进行冲洗
- 抗生素治疗

抗生素

一线用药：

- 阿莫西林 – 克拉维酸（安灭菌）
  · 成人：875mg 口服，每天 2 次，共 7d
  · 儿童：45mg ／（kg · d）口服，每天 2 次，共 7d

其他选择：

- 氨苄西林钠舒巴坦钠（优立新）1.5g 静脉滴注，每 6h 一次
- 莫西沙星 400mg 口服，每天 1 次，共 7d
- 克林霉素 450mg 口服，每天 4 次 + 复方磺胺甲噁唑（复方新诺明），口服，每天 2 次，共 7d

◆ 猫咬伤

猫咬伤属于严重污染的深部穿透伤，几乎 80% 的伤口会出现感染。引起感染的细菌包括多杀巴斯德杆菌和葡萄球菌属。需采取加压冲洗、每天清洗和抗感染治疗，狂犬疫苗注射标准见后文。并评估是否需要预防破伤风。不要封闭伤口。

抗生素

一线用药：

- 阿莫西林 – 克拉维酸（安灭菌）
  · 成人：875mg 口服，每天 2 次，共 7d
  · 儿童：45mg/（kg·d）口服，每天 2 次，共 7d

其他选择：

- 多西环素 100mg 口服，每天 2 次，共 7d
- 头孢呋辛 0.5g 口服，每天 2 次，共 7d

◆ 狗咬伤

狗咬伤占所有动物咬伤的 80%～90%，引起感染的细菌包括多杀巴斯德杆菌、类杆菌、草绿色链球菌、梭状杆菌和二氧化碳嗜纤维菌属。强大的外力经常造成明显的撕脱伤，但由于狗的口腔细菌含量低，因此发生感染的情况低于猫咬伤。大的撕脱伤在对位缝合时应保持松弛状态，只要伤口能被覆盖住即可，以确保继发感染时能进行引流。应抬高患处并给予抗生素治疗。狂犬疫苗注射标准见下文。还应评估是否需要预防破伤风。

抗生素

一线用药：

- 阿莫西林 – 克拉维酸（安灭菌）
  · 成人：875mg 口服，每天 2 次，共 7d
  · 儿童：45mg／（kg·d）口服，每天 2 次，

共 7d

其他选择：

• 氨苄西林钠舒巴坦钠（优立新）1.5g 静脉滴注，每 6h 一次

• 克林霉素 450mg 口服，每天 4 次 + 复方磺胺甲𫫇唑（复方新诺明）口服，每天 2 次，共 7d

狂犬病

狂犬病是由狂犬病病毒感染引起的中枢和外周神经系统疾病，可导致脑炎，伴随或不伴随瘫痪，如不治疗，致死率几乎为 100%。在美国，狂犬病病毒广泛存在于蝙蝠、浣熊、臭鼬、狐狸、土狼、雪貂、猫和狗的身体内。蝙蝠是最常见的携带狂犬病病毒的野生动物，猫是最常见的携带狂犬病病毒的家养动物，这是因为大量的流浪猫未接种疫苗但又会和浣熊、蝙蝠及其他野生动物接触。

狂犬病可通过破损的皮肤经由黏膜和唾液传播。病毒在局部肌肉中复制并通过周围神经游走进入脊髓，随后至脑。潜伏期短则 5 d，长可达 7 年*，平均潜伏期是 1~3 个月。

狂犬病的常见症状：

• 被咬部位感觉异常

• 唾液分泌增多

• 恐水

译者注：目前已有更长潜伏期的报道

- 精神状态改变
- 焦虑
- 活动过度
- 行为异常
- 过度紧张
- 高体温
- 过度呼吸
- 抽搐和颈部肌肉收缩
- 咽部和呼吸肌麻痹
- 痉挛发作

应用生理盐水彻底冲洗伤口。充分清除失活组织，所有伤口均保持开放等待二期愈合。根据具体情况选择注射破伤风疫苗（详见第 1 章）。应用 7 ~ 10d 的广谱抗生素（阿莫西林 – 克拉维酸 875mg 口服，每天 2 次）。

家养动物

如果不知晓家养动物（如猫、狗、雪貂）是否感染了狂犬病病毒，则动物需要隔离观察 10d，如疑似性相对较低则可以延期接种。如果动物患狂犬病或高度怀疑有狂犬病，则应注射人狂犬病病毒免疫球蛋白（RIG）和人二倍体细胞狂犬病疫苗（HDCV）。

- RIG：20U/kg，50% 注射至伤口，50% 肌内注射
- HDCV：在第 0、3、7、14、28 天注射

野生动物

应视所有野生动物都有狂犬病毒（如蝙蝠、狐狸、土狼、浣熊、臭鼬），在捕获动物后进行检测，并按照上

文所述为被咬伤患者注射 RIG 和 HDCV。

◆ 蛇咬伤

大部分蛇都是无毒的，但仍须明确蛇的种类（图 4 - 1）。

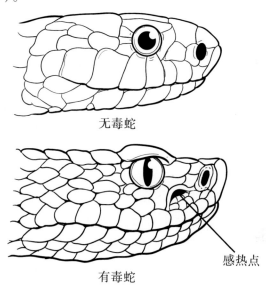

无毒蛇

感热点

有毒蛇

图 4 - 1　有毒蛇和无毒蛇

病　史

- 咬伤时间
- 蛇的类型
- 估计受伤时间和症状出现的时间（早期和强烈的疼痛预示着被毒蛇咬伤）

评　估

- 毒牙痕
- 水肿
- 大疱
- 红斑
- 坏死
- 捻发音
- 骨筋膜室综合征
- 淤点
- 感觉异常
- 咯血
- 检测凝血酶原时间或部分凝血活酶时间（PT 或 PTT）

治疗措施：

1. 固定，肢端保持中立位（可使用夹板），并给予支持治疗直至送达医院。咬伤后最初的 15～30min 在咬伤部位应用吸引装置可以奏效。不要尝试在咬伤处做切口、用嘴吸、用止血带或冰敷。

2. 复习 ABC 救援步骤，评价患者的休克征象（如呼吸急促、心动过速、皮肤干燥苍白、精神状态改变、低血压）。

3. 做基础实验室检查，包括 PT、PTT、凝血酶原标准化国际比值（INR），并拍摄胸部 X 线片，测定患者的血型并交叉配型以准备新鲜冰冻血浆和红细胞。

4. 毒蛇咬伤的分级：

- 轻微咬伤：局部疼痛，水肿，无全身毒性症状，

实验室检查结果正常

● 中度咬伤：严重的局部疼痛，伤口周围水肿范围超过 30cm，全身毒性包括恶心、呕吐，以及实验室检查值变化（如血细胞比容或血小板减少）

● 重度咬伤：特征为广泛性的淤点、淤斑，血丝痰，低血压，低灌注，肾功能障碍，凝血酶原时间和活化部分凝血活酶时间改变，以及出现消耗性凝血障碍的其他异常检查结果

5. 对于蛇咬伤的严重病例给予抗蛇毒血清。马或羊血清制成的抗蛇毒血清有可能会引起血清病。推荐试验剂量，观察过敏反应，发生率为 1%～39%。如果应用重组 DNA 技术制备的抗蛇毒血清制剂则不会产生血清病。咬伤后超过 12h 的伤口，如果没有全身症状则通常不需要给予抗蛇毒血清治疗。

抗蛇毒血清用安瓿分装。咬伤后初始给予 5～10 支抗蛇毒血清，持续治疗最多不超过 24h。如果患者对抗蛇毒血清有治疗反应（局部和全身症状均减轻），则按照相应给药方案继续使用抗蛇毒血清；如果患者对抗蛇毒血清有部分反应，可重复给予抗蛇毒血清；也可以应用绵羊抗蛇毒血清，但最近报道了对绵羊抗蛇毒血清的过敏反应。在应用抗蛇毒血清治疗的过程中，患者需要在重症监护室监测过敏反应的征象。

如果是被银环蛇咬伤且在 12h 以内，则无论是出现局部症状还是全身症状，都要用抗蛇毒血清治疗。银环蛇咬伤可导致呼吸抑制和中枢神经系统改变——初始使用 5 支抗蛇毒血清。

6. 评价患者是否出现骨筋膜室综合征。如果患者开

始出现骨筋膜室综合征的症状和体征（详见第19章），需要立即进行手术（行筋膜切开术）。

7. 预防破伤风（详见第1章）。

8. 虽然目前临床上对预防性抗感染治疗存在争议，但是仍推荐使用以下抗生素：

● 头孢曲松钠（罗氏芬）1g 静脉滴注，每12h 一次；或：

● 替卡西林钠克拉维酸钾（特美汀）3.1g 静脉滴注，每6h 一次

9. 抬高患肢，可以用输液架挂上弹力套来抬高患肢。

◆ 蜘蛛咬伤

地球上的蜘蛛种类超过2万种。在北美经常遇到的危险蜘蛛种类有：棕色隐遁蜘蛛、黑寡妇蜘蛛、流浪汉蜘蛛、有攻击性的家蜘蛛，以及黄囊蜘蛛。这些蜘蛛中，只有棕色隐遁蜘蛛和黑寡妇蜘蛛会引起严重的疾病（图4-2）。

棕色隐遁蜘蛛

棕色隐遁蜘蛛有6只眼，胸部呈小提琴形，几乎只见于美国中西部和东南部的各州。尽管其毒液的毒性比响尾蛇更强，但由于其释放的毒液量少，因此致死率通常不是非常高。毒液中的一种特异性酶可以破坏皮肤、脂肪和血管，这一过程最终可导致咬伤部位的软组织坏死。

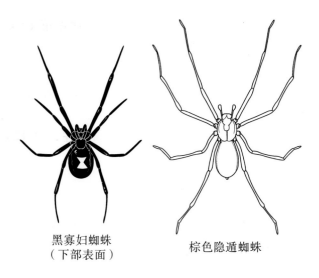

黑寡妇蜘蛛　　　　棕色隐遁蜘蛛
（下部表面）

图4-2　黑寡妇蜘蛛和棕色隐遁蜘蛛

　　毒液对免疫反应也有显著影响，可触发各种炎性细胞因子、组胺和白介素的释放，从而导致进一步的损伤和全身反应。相关反应较为罕见，主要包括：

- 红细胞被破坏
- 低血小板计数
- 毛细血管内凝血以及在需要凝血时失去凝血功能
- 急性肾衰竭（肾脏损害）
- 昏迷
- 死亡

　　当患者出现以上任何症状时均需要仔细检查评估，如果出现全身中毒症状应住院治疗。可应用冰块减轻疼痛和肿胀。将咬伤处抬高至心脏水平以上。用水和肥皂充分冲洗伤区，避免剧烈活动，这会促使毒液扩散。受伤区域应避免受热，否则会加速组织破坏。不要试图用嘴吸出毒液，不建议使用类固醇激素类软膏。

棕色隐遁蜘蛛咬伤初始一般不出现疼痛且症状出现较缓慢。在被咬后4h后患者才会开始感到疼痛，被咬的伤口呈现"牛眼征"，通常在12~24h后出现水疱，随后发生软组织坏死。不推荐早期清创，坏死的皮肤要保持清洁并仔细包扎，直至播散停止，正常组织和坏死区域分界清晰。去除皮肤周围广泛的组织，随后根据需要植皮。

• 基础实验室检查应包括：全血细胞计数、生化七项、PT、PTT、INR

• 目前尚无棕色隐遁蜘蛛毒血清可供使用，但对于全身症状严重的患者可应用氨苯砜100mg口服，每天1次

• 对乙酰氨基酚325mg，1~2片，每4h一次，用于止痛。避免应用阿司匹林、布洛芬和萘普生

• 苯海拉明25~50mg口服，每6h一次，可视情况选择剂量和频次

• 如继发明显的软组织坏死则需要使用抗生素

• 如条件允许，在次日仍对患者进行密切观察

黑寡妇蜘蛛

黑寡妇蜘蛛在夜间活动，在美国南部各州很常见。这种蜘蛛的下腹部表面有一个独特的红色、沙漏状结构。被黑寡妇蜘蛛咬伤后初始患者便会感到局部疼痛，随后出现全身反应，致死率可达5%（一般发生在儿童和老人）。常见症状如下：

• 恶心，呕吐

- 衰弱、眩晕
- 胸痛
- 低血压
- 心动过速
- 呼吸困难
- 类似胆囊炎或阑尾炎的腹痛

该类咬伤的组织毒性很小，需冲洗伤口，在普通诊室或病房进行护理。对于全身症状可使用支持治疗，对于严重病例可使用抗蜘蛛毒血清。通常不需要使用抗蜘蛛毒血清，仅在患者病情不稳定的情况下才使用。

在咬伤处冷敷可减缓疼痛，也可使用非处方镇痛药物（如酚麻美敏、萘普生、布洛芬）；对于瘙痒则可口服苯海拉明，25～50mg，每6h一次。一般无须预防性应用抗生素和密切随访。

第 5 章

烧伤与冻伤

　　整形外科医生经常要评估和处理急性烧伤患者。快速评估、稳定和分诊患者是降低烧伤相关并发症发生率和死亡率的基础。通常，整形外科医生在初次见到患者前，急诊科医生已对患者进行了评估；但仍需切记应马上采取措施减缓烧伤进程，并采用常规的安全预防措施以确保患者及其照护者的安全。如果是儿童烧伤，患儿的情况不太符合烧伤的一般模式或者烧伤的发生不合常理，则应考虑是否为受到虐待所致。

◆ 烧　伤

初步评估——ABCs

气　道

　　• 手动建立患者的气道（提下颏、推下颌）或手术建立气道（环状软骨切除术、气管切开术）

　　• 评估吸入性损伤：症状和体征包括口咽内煤烟存

留、含碳的痰液、表浅烧焦的鼻毛、面部水肿、声音嘶哑；明确患者被烧伤时是否处于封闭的空间内

● 测量碳氧血红蛋白水平：>10% 时需要给予氧疗，高度提示有吸入性损伤时需要插管

● 插管的通用标准

·格拉斯哥昏迷评分（glasgow coma scale，GCS）< 8 分（表 5 - 1）

·吸入性损伤

·面颈部深度烧伤

表 5 - 1　GCS 评分量表（评分 = E + M + V）

睁眼反应（eye opening，E）	评分
自然睁眼	4
呼唤时睁眼	3
疼痛时睁眼	2
无反应	1
最佳运动反应（motor response，M）	
可依指令动作	6
可定位疼痛刺激	5
对刺激有屈曲反应：肢体回缩	4
对刺激屈曲反应：异常	3
对刺激有伸展反应	2
无反应	1
最佳语言反应（verbal response，V）	
可有条理的交谈	5
可交谈但无条理	4
可说出单字，用语不当	3
可发出无意义的声音	2
无反应	1

· 面部烧伤，且体表烧伤面积超过总体表面积的 40%

· 全身大面积烧伤：允许进行充分的抢救复苏

· 氧合或通气功能减弱

■ PaO_2（氧分压）＜60mmHg

■ $PaCO_2$（二氧化碳分压）＞50mmHg

■ 呼吸频率（RR）＞40/min

呼 吸

● 给患者戴上面具以提供湿润的氧气

● 暴露胸部以评估患者的通气情况、胸部偏移、胸壁损伤程度以及是否存在咽腔环状烧伤

● 胸部深度烧伤伴随通气减弱时考虑切除胸部焦痂

循 环

● 建立大血管通路，高流量静脉置管，尽量避开受损区域

● 监测血压、脉搏、体温

● 考虑采用侵入式动脉导管监测，频繁进行实验室血液检查

残 疾

● 对神经状态的总体评估（记忆评估工具：AVPU 评分）

● 警觉

● 仅对声音和疼痛刺激有反应

● 仅对疼痛刺激有反应

● 对所有刺激均无反应

- GCS（表 5 - 1）

暴　露

- 去除所有衣物和碎片来评估总的损伤和烧伤严重程度
- 升高室温防止患者低体温，给患者盖以清洁温暖的被单，静脉滴注温热液体

烧伤严重程度评估

在最初的急性复苏中需明确以下信息：

- 患者的身高、体重和年龄
- 烧伤的深度，是否为Ⅱ°或Ⅲ°烧伤
- 烧伤占总体表面积的百分比

总体表面积（total body surface area，TBSA）百分比可通过"九分法"来估计（图 5 - 1），或者用烧伤表更精确地计算（表 5 - 2）。通常，患者的手（手掌和手指）约占总体表面积的 1%。烧伤分级见图 5 - 2。

表皮烧伤——Ⅰ°（图 5 - 3）

- 损伤区域局限于表皮
- 类似于晒伤
- 红斑压之不褪色
- 疼痛剧烈
- 1 周愈合
- 无明显瘢痕

表 5 - 2　Lund-Browder 烧伤面积估算：年龄与区域

区域	出生至1岁	1～4岁	5～9岁	10～14岁	15岁	成人	Ⅱ°	Ⅲ°	TBSA（%）
头部	19	17	13	11	9	7			
颈部	2	2	2	2	2	2			
躯干前	13	13	13	13	13	13			
躯干后	13	13	13	13	13	13			
右臀	2.5	2.5	2.5	2.5	2.5	2.5			
左臀	2.5	2.5	2.5	2.5	2.5	2.5			
生殖器	1	1	1	1	1	1			
右上臂	4	4	4	4	4	4			
左上臂	4	4	4	4	4	4			
右前臂	3	3	3	3	3	3			
左前臂	3	3	3	3	3	3			
右手	2.5	2.5	2.5	2.5	2.5	2.5			
左手	2.5	2.5	2.5	2.5	2.5	2.5			
右大腿	5.5	6.5	8	8.5	9	9.5			
左大腿	5.5	6.5	8	8.5	9	9.5			
右小腿	5	5	5.5	6	6.5	7			
左小腿	5	5	5.5	6	6.5	7			
右足	3.5	3.5	3.5	3.5	3.5	3.5			
左足	3.5	3.5	3.5	3.5	3.5	3.5			
总计	100	100	100	100	100	100			

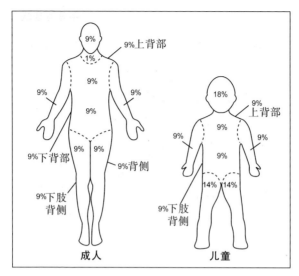

图 5-1　成人和儿童的"九分法"

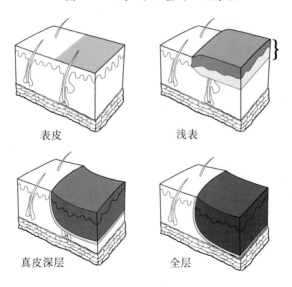

图 5-2　烧伤的分类

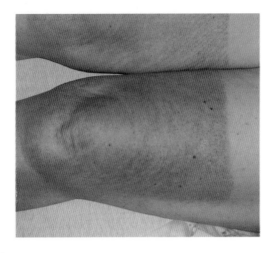

图 5-3　Ⅰ°度烧伤（表皮烧伤）

部分皮肤层烧伤——浅Ⅱ°（图 5-4）

- 局限于真皮层的上 1/3
- 在烧伤层和正常真皮层之间发生水肿可引起水疱
- 一般是短暂暴露于高温液体中所导致
- 创面湿润、粉色，有水疱
- 创面在 10~14d 愈合，遗留小瘢痕

部分皮肤层烧伤——真皮中层，Ⅱ°（图 5-5）

- 较长时间暴露于高温液体、油脂、火焰中所致
- 创面呈红色，伴有很少量渗出液和中度疼痛
- 创面在 2~4 周内愈合，遗留中度瘢痕

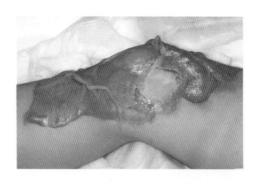

图 5 - 4 浅 Ⅱ°烧伤伴有水疱和表皮松解

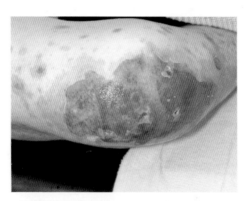

图 5 - 5 Ⅱ°烧伤（累及真皮中层）

部分皮肤层烧伤——真皮深层，Ⅲ°（图 5 - 6）

- 暴露于火焰、油脂、化学物和电击
- 创面一般较干燥、苍白、疼痛较轻（由于损伤了神经末梢）
- 创面一般在 3 ~ 8 周内愈合，遗留严重的增生性瘢痕
- 切除和植皮可以加速愈合

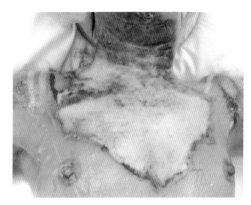

图 5 - 6　累及真皮深层的Ⅲ°烧伤（全层皮肤烧伤）

全层皮肤烧伤——Ⅲ°（图 5 -7）

- 高能量、长时间热暴露的结果（化学物质、火焰、电击、爆炸）
- 创面干燥、苍白或迅速形成焦痂
- 创面无痛觉，无感觉
- 创面需要清创和植皮以促进愈合

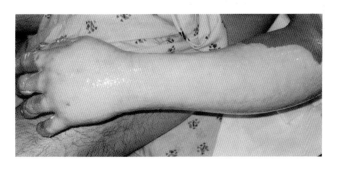

图 5 -7　全层皮肤烧伤

烧伤患者的复苏

需要静脉输入晶体溶液复苏，且可能需放置 Foley 导管监测液体平衡的患者包括：

- 成人Ⅱ°和Ⅲ°烧伤 > 20% TBSA
- 儿童（ < 14 岁）烧伤 > 15% TBSA
- 婴儿（ < 2 岁）烧伤 > 10% TBSA

其他患者可以口服补液。

用排尿量衡量补液是否成功。如果患者排尿有问题，可以留置导尿管。烧伤后尽快应用乳酸林格液。成人伤后第一个 24h 补液量根据 Parkland 公式计算：

4 × 体重（kg）× 烧伤体表面积（%）= 24h 补液量（mL）

这种估算仅针对Ⅱ°、Ⅲ°烧伤。

由于儿童体表面积与体重的比值与成人不同，因此儿童患者的液体需要量更大，且需要产生更大量的尿液以排除代谢废物。烧伤患儿首个 24h 估计液体量需用 Galveston 公式（由 Texas 的 Galveston 的 Shriners 儿童烧伤研究所创立）：

（2 000mL × 总体表面积）+ ［5 000mL × 烧伤面积（m^2）］

$$TBSA（m^2）= 0.007\ 184 × ［身高（cm）］^{0.725} × ［体重（kg）］^{0.425}$$

烧伤面积（m^2）= TBSA × 烧伤面积（%；九分法）

应用 Parkland 公式和 Galveston 公式计算出的输液量：

- 烧伤后第一个 8h 给足 24h 预计输液量的一半

• 剩余液体在随后的 16h 内给患者输入

首个 24h 之后的液体需要量根据患者的体重和蒸发丢失量来决定，并根据患者的反应（即尿量）来进行调整。液体维持量按 "L/ d" 来计算：

• 体重在 10kg 以内的患儿：按照 100mL/kg 补液

• 体重为 11 ~ 20kg 的患儿：10kg 以内的部分按上述补液量计算，超过 10kg 的体重部分按照 50mL/kg 补液

• 体重超过 20kg 的患儿：超出部分按照 20mL/kg 补液

此外：烧伤创面相关的蒸发损失量/d = 3 750mL × 烧伤面积（m^2）

这些液体量要加入维持液体量并平分到 24h 内输完。

或者，急性治疗期后每天维持液体量用以下公式计算：

[1 500mL × 总体表面积（m^2）] + [3 750mL × 烧伤面积（m^2）]

最后，通过监测患者尿量，计算的液体量需要调整到能确保充分的器官灌流，应达到：成人 > 0.5mL/（kg · h），儿童 > 1mL/（kg · h）。

烧伤患者分诊

烧伤严重程度可以分为从轻度到致命，对烧伤患者的分诊包括门诊处理、住院处理、创伤科处理或转诊到专门的烧伤中心。转诊到烧伤中心的标准见表 5 - 3。

可进行门诊处理的烧伤患者标准如下：

• 吸入性损伤：烧伤累及的皮肤厚度 < 10%

表 5 - 3　烧伤科转诊标准

- 部分皮肤厚度烧伤，>10% TBSA
- 烧伤包括面部、手、足、生殖器、会阴或主要关节
- 任何年龄组的Ⅲ°烧伤
- 电烧伤，包括闪电烧伤
- 化学烧伤
- 吸入性损伤
- 烧伤患者已有的疾病使治疗更复杂、延期恢复或影响预后
- 既有烧伤又伴发其他创伤的患者，烧伤使患者有更高的即刻发病率和死亡率风险
- 患儿所在医院缺乏有资质的治疗儿童烧伤的医疗人员或相关设备
- 烧伤患者需要特殊的社交、情感或长期康复干预

来源：经许可引自 Committee on Trauma，Resources for Optimal Care of the Injured Patient. Chicago：American College of Surgeons，2006.

- 口服镇痛药对患者有效
- 患者依从性较好，可以自己护理创面并于 3 ~ 5d 内回访
- 无特殊区域的即刻风险或延迟风险（即气管环状烧伤）

除上述以外的其他烧伤患者均需要住院密切观察治疗。有些轻微烧伤的患者因需要控制疼痛，或者是因为受到虐待致伤，或者是此前已存在多种疾病或创伤，出于个体安全性考虑，也必须住院治疗。

烧伤创面治疗

处理患者创面前应先给予其止痛剂，以减少不适，

使患者更加配合治疗。

总体治疗原则

- 清除创面附着物并清除失活组织
- 预防破伤风
- 每天 1 或 2 次清洁创面或更换敷料
- 仅对存在软组织感染的患者使用抗生素
- 积极镇痛治疗

应用氯己定（洗必泰）、0.5% 硝酸银结合葡萄糖酸氯己定、生理盐水或肥皂水来清洁烧伤创面。为了防止创面感染和深部伤口发生变化，应用局部抗生素直到伤口完成上皮化。可以用纱布、软膏、乳膏或溶液为载体在局部应用抗生素，敷料每天至少更换 2 次。常用的局部抗生素见表 5 – 4，抗微生物敷料见表 5 – 5。

门诊患者的创面敷料

累及表皮的 I°烧伤

- 几乎无需干预就可以自然愈合
- 湿润伤口以减少疼痛

累及部分真皮层的浅 II°烧伤

- 治疗水疱
  - 很小面积的水疱无须处理
  - 较大、张力高、浑浊、疼痛的水疱
    - 无菌技术下用大孔径针头抽吸，保留表皮作为生物敷料
    - 如果创面污染则需要清除表皮
    - 彻底清创并应用敷料外敷

表 5-4　常用的局部抗感染乳膏的特点

抗微生物药	用途和特点	制剂类型	抗菌谱	局部作用	全身作用
磺胺嘧啶银	中层真皮烧伤 深层真皮烧伤 没有穿透焦痂	乳液 溶液	金黄色葡萄球菌 大肠杆菌 克雷白杆菌 铜绿假单胞菌 变形杆菌 白色念珠菌	无痛 冷却 无害黄灰色 "假痂皮"	可恢复的白细胞 减少
醋酸磺胺米隆	深度烧伤 烧伤伴随侵入性感染烧伤焦痂	乳液 溶液	对大多数革兰氏阳性菌具有效力 棒状芽孢杆菌 抗药性金黄色葡萄球菌（MRSA） 抗真菌活性	疼痛 5%的患者 有斑丘疹	高氯代谢性酸中毒 碳酸酐酶抑制剂 代偿性过度通气

(续)表 5-4

抗微生物药	用途和特点	制剂类型	抗菌谱	局部作用	全身作用
硝酸银	中层真皮到深层烧伤	乳液 溶液	效力与磺胺嘧啶 嘧啶银类似 葡萄球菌 绿脓杆菌 革兰氏阴性菌 需氧菌	无痛 接触点有黑色斑点反应 清洁创面 每2h换一次 防止组织毒性	低钠血症 低钾血症 高铁血红蛋白血症
莫匹罗星	表浅烧伤 面部烧伤 手部烧伤	乳膏	葡萄球菌 链球菌 肠内菌 假单孢菌 MRSA	促进创面愈合,2d 就可以愈合一半	
杆菌肽、多黏菌素软膏	表浅烧伤 面部烧伤 手部烧伤 耐受良好	乳膏	减少金黄色葡萄 球菌大批生长	使用72h后 对局部组织有刺激	
硫酸庆大霉素乳膏	耳部烧伤软 骨外露	1%水溶性 乳膏	革兰氏阴性肠内菌 假单孢菌		

表5-5 抗微生物敷料

抗微生物敷料	特点	用途	范围	使用注意事项
biobrane	硅胶、尼龙、胶原 不可渗透细菌 控制水分蒸发损失 可渗透出局部抗生素	清洁表浅烧伤	无	薄膜可能引起感染 确保密切观察 可以与抗微生物乳膏 结合使用
xeroform	3%三溴酚铋混合 凡士林掺入细纱布 抗黏连 顺应身体外形 除臭剂	表浅烧伤 手部烧伤	抑菌	可以与抗微生物乳膏 结合使用
acticoat	薄而柔韧的人造纤维或 涤纶丝与聚乙烯结合	中层到深层 真皮烧伤	抗菌谱与硝酸银类似 金黄色葡萄球菌 假单胞菌 革兰氏阴性菌 需氧菌	接触后黑点 每48h更换

　　　　□ 纱布

　　　　□ 三溴酚三氧化二铋（xeroform）纱布

　　　　□ Biobrane 膜用于清洁的烫伤

- 应用柔软的大纱布外敷

- 应用镇痛剂

- 随访 2 ~ 3d，如果患者无疼痛且伤口正在愈合，则指导患者或看护者在家继续更换敷料的方法

累及真皮中层到深层的Ⅱ°或Ⅲ°烧伤

- 应用氯己定彻底清洁创面

- 清除表面失活组织

- 给创面外敷抗微生物材料

　　・磺胺嘧啶银

　　・磺胺米隆：针对形成焦痂的烧伤创面

- 用柔软的大纱布外敷

- 应用镇痛剂

- 出现感染征象（如蜂窝织炎）时，应用抗生素［复方磺胺甲噁唑（复方新诺明），口服，每天 2 次］

- 随访 3 ~ 5d

- 必要时切除、植皮

特殊解剖区域烧伤的治疗

手部烧伤

- 评估神经血管损害

- 对深部烧伤进行切痂

- 用克氏针稳定开放的关节畸形

- 抬高患处

- 用夹板固定于安全位置

- 创面护理
  - 应用三溴酚三氧化二铋（xeroform）纱布
  - 对于表浅烧伤应用 biobrane 抗微生物膜手套
- 全层烧伤要早期切除、植皮以防止瘢痕形成和收缩导致的伤残

面部烧伤

- 评估吸入性损伤
- 评估对眼耳的损伤
- 保持头部抬高
- 对表浅烧伤和深部烧伤
  - 每天清洁
  - 应用杆菌肽乳膏
- 对于皮肤全层烧伤
  - 创面生长 5~7d 后植皮
  - 应用羊膜暂时覆盖或用杆菌肽乳膏

耳烧伤

- 评估外耳道和鼓膜，确认是否存在外耳道炎、中耳炎或鼓膜穿孔
- 对于外露的软骨局部应用磺胺米隆或庆大霉素乳膏
  - 注意是否存在软骨炎
  - 避免头下垫枕头

眼睑烧伤

- 应用缓冲盐溶液冲洗
- 进行荧光检查来明确角膜损伤，咨询眼科医生
- 表浅烧伤
  - 涂抹薄薄的一层杆菌肽软膏，不要污染眼睛

- 全层烧伤
  - ·早期切除、全厚植皮，防止外翻和角膜暴露

生殖器烧伤

- 插导尿管以保持尿路通畅
- 阴茎环状烧伤应行切痂术
- 部分皮层烧伤经保守治疗——羊膜、polysporin 软膏（一种抗生素软膏）、杆菌肽——可以自愈
- 皮肤全层烧伤推荐行植皮，外敷磺胺嘧啶银

切痂术

后期的组织水肿可能会导致血管损害，这种损害主要是继发于烧伤瘢痕的组织弹性减低。对于四肢深度烧伤和躯干环状烧伤而言，特别危险。对于四肢和躯干的环状真皮深层和全层皮肤烧伤要尽早行切痂术。切痂术一般需要由经验丰富的医生来操作以降低并发症发生率。

步　骤（图 5 - 8）

- 用电刀或手术刀切开烧伤皮肤
- 切口延伸通过焦痂直到皮下脂肪
- 切开正中线或外侧中线
- 延长切口与收缩的烧伤焦痂等长，并穿过包含的关节
- 避开重要的血管、神经、肌腱和压力面

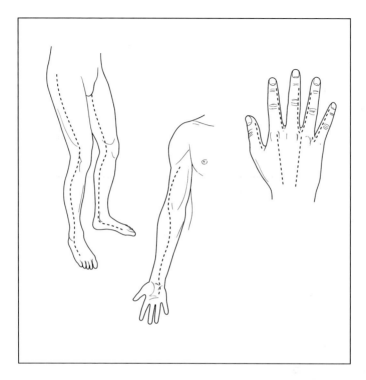

图 5 - 8　切痂术的切口位置

相关情况

吸入性损伤

火灾中导致死亡的主要原因是烟雾吸入，而不是烧伤本身。吸入性损伤存在于 1/3 的烧伤患者并且使烧伤的死亡率倍增。

吸入性损伤的症状和体征

- 面颈部因水肿造成畸形

- 患者无法清除分泌物
- 精神状态改变
- 血氧饱和度下降
- 高碳氧血红蛋白
- 乳酸酸中毒

吸入性损伤的治疗

- 评估患者以进行插管
- 做纤维喉镜和支气管镜明确诊断，并清除烟灰和分泌物
- 吸入 100% 的氧气
- 评估是否存在一氧化碳中毒
- 持续保持头部和胸部抬高 20°～30°
- 自由使用支气管扩张药物，例如沙丁胺醇
- 将患者转运至烧伤中心或重症监护病房

严重气道烧伤的治疗：

· 插管：形成正压通气

· 呼气末正压通气（positive end expiratory pressure，PEEP）：保持小气道通畅

· 给患者应用 N – 乙酰半胱氨酸

· 给予雾化肝素

· 将患者转运至烧伤中心或重症监护病房

一氧化碳中毒

一氧化碳中毒是与火灾有关的致死原因之一，产生于氧气燃烧的过程。一氧化碳取代氧气，优先与血红蛋白结合形成碳氧血红蛋白（COHb），可以使氧合血红蛋白解离曲线左移，减少氧的运输。一氧化碳中毒的症状

和体征见表 5 – 6。

治　疗

- 面罩高流量吸氧（FiO_2 100%）直到碳氧血红蛋白 < 10%
- 对于反应迟钝的患者
  ·插管
  ·正压通气，给予 90% ~ 100% 的氧气

如果患者对 100% 纯氧无反应：

- 考虑使用更高级的通气方式
  ·容积扩散呼吸机
  ·双水平反比通气（IRV）
    ▪ 高压氧治疗

表 5 – 6　一氧化碳中毒症状

COHb（%）	症状
0 ~ 5	正常
15 ~ 20	头疼、意识模糊
20 ~ 40	定向障碍、疲乏、恶心、视力改变
40 ~ 60	幻觉、好斗、昏迷、休克状态
> 60	死亡率 > 50%

烧伤分类

电烧伤

电烧伤由闪电、触电（电刑）或电弧所致，从低电压到高电压均可引起电烧伤。电流穿过身体的通路形成热电烧伤。闪光烧伤是由电弧产生的热烧伤所导致，火

焰烧伤可能是由衣物被点燃导致。此外，电击伤导致的全身反应一般要比局部组织损伤严重，有可能致死。电击伤的全身并发症见表5-7。

表5-7 电击的全身症状

部位	症状
心血管	心肌细胞的细胞膜渗透性改变
	心脏停搏和心室颤动
	传导阻滞
	心肌细胞坏死造成心律失常
神经系统	意识丧失
	意识模糊
	健忘
	癫痫发作
	视力障碍
	迟发性麻痹
呼吸系统	脑呼吸中枢损伤造成呼吸停止
肾脏	急性肾小管坏死
	肌红蛋白尿
骨骼肌	肌坏死
	横纹肌溶解
	骨筋膜室综合征
	手足抽搐造成骨折和脱位

电击伤的治疗

- 紧急气道治疗和复苏
- 住院观察或转至烧伤病房
- 24h 连续心电监护和连续心肌酶检测［肌酸激酶

（CK）、肌钙蛋白、乳酸脱氢酶（LDH）]

● 评估是否有横纹肌溶解和肌红蛋白尿

　·诊断

　　▪ 尿液颜色加深（红色）

　　▪ 尿试纸检测隐血阳性，但是显微镜下看不到红细胞

　　▪ 尿肌红蛋白增加

　·治疗

　　▪ 增加肾脏灌流

　　▪ 积极复苏

　　　□ 保持充分的尿量，至少应该有 0.5mL/（kg·h）的尿量（例如 70kg 患者应达到 35mL/h），最好 50～100mL/h

　　　□ 甘露醇 0.25～1g/kg，20min 滴完，每 4～6h 一次

　　▪ 碱化尿液

　　　□ 在静脉液体中加入碳酸氢钠——1～2mmol/（kg·d），根据血清和尿液 pH 调整剂量

● 检查下肢是否存在骨筋膜室综合征以及是否需要行切痂术

● MRI 或 CT 检查深部损伤

● 眼科和耳镜检查

● 所有高压电损伤均应进行头部 CT 扫描

● 彻底检查是否存在内伤、脊髓损伤、钝性胸部伤和腹部创伤

● 支持治疗

化学烧伤

近 3% 的烧伤是继发于化学品暴露，30% 的烧伤死亡病例是由于化学烧伤所致。有超过 25 000 种家用或工业用化学品可以导致化学烧伤。因化学溶液引起的损伤会导致组织蛋白凝固和坏死。有腐蚀性的试剂持续破坏组织直到试剂被中和或被完全清除。化合物的深入渗透会导致严重的全身毒性。常用的家用试剂和中和物见表 5-8。

表 5-8　与化学损伤相关的家庭常用试剂

试剂	常见用途	治疗
苯酚	除臭 消毒剂 塑料 染料 化肥 炸药 杀毒剂	聚乙二醇 植物油 杆菌肽软膏
磷	炸药（烟花） 毒药 杀虫剂 化肥	1% 硫酸铜灌洗 蓖麻油
次氯酸钠	漂白	牛奶
高锰酸钾	除臭剂 消毒剂	蛋白 糯糊 淀粉
碱液	下水道清洗剂	水洗 醋酸磺胺米隆
铬酸	金属清洗	水洗

化学烧伤的特点

- 酸烧伤
  - ·组织损伤导致凝固坏死
  - ·暴露可导致放热反应
  - ·出现低钙血症和低镁血症
  - ·暴露可以导致吸入性损伤
  - ·全身毒性可能导致肝衰竭或肾衰竭
- 碱烧伤
  - ·由暴露于碱性成分导致
  - ·组织损伤导致液化坏死和脂肪皂化
  - ·组织损伤显得比实际损伤深度要浅
  - ·碱烧伤后全身毒性的发生率更高

化学烧伤的治疗

- 获得完整病史以明确致病因素
- 仔细检查患者的手部、面部、眼部
- 移除所有衣物和化学物接触源
- 立即用水冲洗（除苯酚外），如果患者化学烧伤严重，应安排用淋浴冲洗数小时（特别是碱烧伤），少量接触时可以用小量液体治疗，但常常会不当地使用超过需要量的大量液体来冲洗
- 根据暴露面积采取相应复苏措施，并监测尿量
- 考虑使用解毒剂，可咨询毒理专家、中度控制中心或局部烧伤中心来帮助治疗
- 监测电解质和血气来评估全身中毒状况
- 大面积烧伤要在监护室中提供支持治疗
- 冲洗后用磺胺嘧啶银外敷创面
- 对于真皮中层到皮肤全层化学烧伤的患者应转至

烧伤中心并使用专业设备进行切除和植皮

特殊化学烧伤的治疗

- 钠或金属锂、芥子气
  - ·用油、沙或 D 类灭火器覆盖，立即切除（同上）
  - ·不能用水冲洗

- 苯酚：
  - ·用聚乙二醇擦拭
  - ·不能用水冲洗

- 磷：
  - ·用硫酸铜冲洗

- 氢氟酸
  - ·用 5% 葡萄糖酸钙冲洗或用 2.5% 葡萄糖酸钙凝胶按摩。如果疼痛持续存在，皮下注射 5% 葡萄糖酸钙直到疼痛减轻
  - ·也可以用硫酸镁皮下注射

化学烧伤的分诊

由于化学烧伤的特殊性，需要向中毒控制中心或局部烧伤病房寻求特殊帮助，患者具有以下特征应考虑住院，且很可能需要被转运至烧伤病房（表 5 - 3）。

- 化学烧伤 > 15% TBSA
- 皮肤全层烧伤
- 会阴、眼、足、手的烧伤
- 同时存在多种疾病
- 高龄患者

◆ 冻　伤

寒冷损伤源于组织冷冻损伤（冻伤）和非冷冻损伤（战壕足）。冻伤是由于组织暴露于 –2℃ 以下所导致。在这样的低温下，细胞内可形成冰晶，造成组织损伤和血管内结晶，进而导致微血管堵塞。战壕足的发病机制通常是因肢端长时间暴露于潮湿阴冷环境（1℃ ~10℃），造成累及区域的热量过度损失，也可导致血管收缩，引起缺血 – 再灌注损伤。冻伤患者一般会出现严重的疼痛、瘙痒、麻木、感觉异常和充血，症状可持续达 6 周。

治　疗

- 快速加温冻伤区域
  - 将受伤区域浸入温水中加热至 40℃
- 相关药物
  - 肠外镇痛药
  - 破伤风疫苗
  - 全身前列腺素抑制剂，如布洛芬
  - 局部血栓素抑制剂，如芦荟胶
- 清除坏死组织
  - 采用涡流（水疗清创）
  - 在彻底手术清创前要等到创面完全分界清晰
- 抬高受伤区域
- 对所有受累的肢端应早期开始进行被动活动度训练
- 每天更换 2 次创面敷料，防止再次损伤

第6章

面部创伤

不管患者遭受多么严重的颌面部创伤（图6-1），首先都应对其气道、呼吸和循环（airway，breathing and circulation，ABC）进行恰当的评估。颌面部创伤很少危及生命，所以在整形修复前必须全面评估其他可能危及生命的严重创伤。一般情况下应优先治疗腹腔内、胸部及神经系统的损伤，所以需要创伤外科、胸外科、血管外科、耳鼻喉科、整形修复科、眼科以及神经外科等多学科的合作。

进行检查前首先要详细了解患者的病史，包括医疗史、手术史以及曾经的颅颌面创伤史等；其次，查明创伤的原因以便估计导致创伤的外力和潜在的骨折或软组织损伤的位置；此外，需要考虑的因素还包括患者是否昏迷、是否有呼吸困难和听力问题等。

◆ 建立气道

对于颅底骨折或者严重面中部创伤的患者应尽量避免经鼻气管插管。严重的面部创伤，尤其是面中部和下

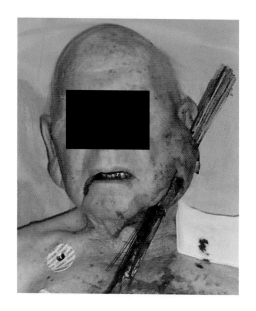

图 6-1 一例被棍棒刺穿的患者

颌创伤，应选择性地经口腔气管插管。较严重的舌根部损伤也应选择性地实施气管插管术。在气管插管时要适当考虑颈椎损伤的影响，因 10% 的颌面部创伤会合并有颈椎损伤。对于复杂的病例，尤其是鼻或口腔创伤导致不能进行上呼吸道插管的患者应实施气管切开术。

◆ 评估伤情

检 查

首先去除患者身上有碍检查和治疗的衣物、首饰等。冲洗伤口表面的灰尘、异物以及血痂，避免遗漏损伤。记录所有的创伤、面部不对称、出血、挫伤及异物，并系统地做如下检查：

- 眶周淤血：提示可能有颅底骨折
- Battle 征（耳后淤血）：提示可能有颅底骨折
- 脑脊液耳漏：提示可能有颅底骨折、髁突骨折
- 鼓室积血：提示可能有颅底骨折
- 鼓膜穿孔
- 鼻出血：提示可能有鼻骨骨折
- 脑脊液鼻漏：提示可能有筛状板骨折、鼻眶筛区（naso-orbital-ethmoid fracture，NOE）骨折
- 口内检查
  - 水肿
  - 出血
  - 牙龈出血
  - 牙折、牙齿松动、牙齿移位
  - 龋齿
    - 鼻中隔血肿

鼻部触诊

- 压痛
- 捻发音、皮下气肿
- 鼻骨移位
  - 头皮：轻柔地触摸以判断是否有捻发音
  - 前额：是否有额窦骨折
  - 眶缘
  - 鼻眶筛区：从鼻内触诊以诊断鼻眶筛区骨折
  - 鼻梁
  - 颧骨

·上颌骨：用双手拇指轻柔按压上颌骨以排除 Le Fort 骨折。如果发现有骨移位，用一只手的拇指和食指捏住中切牙，用另一只手固定住鼻棘，并轻轻用力晃动。若整个牙槽骨移动则表明为 Le Fort I 型骨折，若鼻梁移动则表明为 Le Fort II 或 III 型骨折

·下颌骨：耳前区的压痛提示可能有髁突骨折

·颈部检查：仔细检查以确认是否有颈椎损伤

眼科检查

- 视诊
  - ·是否戴眼镜
  - ·眼球内陷或突出
  - ·眼球后血肿
  - ·瞳孔间距：正常情况下为 30 ~ 32mm
  - ·眼前房出血：眼前房下部的分层出血。如果发现眼内压升高，则需要立即请眼科医生会诊
  - ·角膜磨损
  - ·结膜下出血
  - ·结膜、巩膜水肿
  - ·上睑下垂
  - ·脂肪突出
- 视敏度
  - ·分别检查患者的双眼，让患者阅读清晰的小字，例如 ID 卡上的字
    - ▪ 复视
    - ▪ 红色饱和度：视神经损伤会影响颜色的第一判断

　　　　　■ 对比每只眼睛对红色的感知度

　　　　　· 双眼检查结果的差别可能提示有视神经损伤

　　● 眼外肌功能：眼球被动牵拉试验，即在麻醉下用镊子将眼球牵拉到偏斜方向的对侧，同时令受检者向该方向注视，与对侧正常眼比较，若遇到异常的阻力，说明眼球偏斜方向存在限制眼球运动的机械性因素；若牵拉时没有异常的阻力，说明眼球偏斜方向对侧的肌肉麻痹或支配神经麻痹（详见第 9 章）

　　● 瞳孔反射：扩张、收缩

　　　· 间接对光反射

　　　　　■ 如果一只眼睛暴露在光线下，应有同侧或对侧的瞳孔收缩

　　　　　■ 受影响的眼睛由于损伤可能固定继而扩张，但是会保持正常的视神经传入功能。在这种情况下，同侧的瞳孔收缩消失，但对侧的瞳孔收缩会保留

　　　　　· 当对侧瞳孔收缩消失时，表示受伤的眼睛有瞳孔传入障碍

　　● 当怀疑患者有瞳孔传入障碍时，将未受影响的眼睛暴露于光下可引起双侧瞳孔收缩

　　● 当受影响的瞳孔被光照射时，由于交感神经松弛导致此瞳孔扩大，而非收缩，即可确定此眼有瞳孔传入障碍

　　● 内眦或外眦韧带的稳定性：牵拉试验，即在下眼睑的内侧向两边牵拉，如果有松弛现象则表明内眦韧带断裂

　　对于急性视神经压迫性病变的征兆要给予充分注意，例如眼球穿透伤或视力丧失。任何可疑的损伤都应请眼科医生会诊或者进行眼科专业检查。

运动或感觉神经检查

在完成骨和软组织的检查后，再进行运动和感觉神经的检查（表 6 – 1）。首先检查患者的咬合关系并且与受伤前的咬合关系进行对比。不正常的咬合高度提示可能存在下颌骨、上颌骨以及 Le Fort 骨折。检查所有面部表情肌并按以下步骤进行神经检查。

- 运动神经
  - 颞支
  - 颧支
  - 颊支
  - 下颌缘支
  - 颈支
- 感觉神经　三叉神经
  - V_1
    - 眶上神经
    - 滑车上神经
    - 泪神经
    - 滑车下神经
    - 筛前神经鼻外支
  - V_2
    - 眶下神经
    - 颧面神经
    - 颧颞神经
  - V_3
    - 颏神经
    - 颊神经
    - 耳颞神经

表 6 - 1 面部外伤患者颅神经功能评估

颅神经(CN)名称	神经支配	功能检测	丧失功能	潜在损伤
嗅神经	嗅觉	咖啡 香水 酒精	失去嗅觉	筛骨筛板
视神经	视觉	视敏度	失明	眶尖综合征
			瞳孔无反射	眶后穹窿骨折，水肿，血肿
动眼神经	瞳孔收缩，	眼睛运动	上睑下垂，外斜视，复视眶后穹窿骨折包含眶上裂	
	上睑提肌上提	瞳孔收缩	视力模糊，瞳孔无反应	
	上、下、内直肌			
	下斜肌			
滑车神经	上斜肌	看鼻尖	无上睑下垂的外斜视	眶后穹窿骨折包含眶上裂
			下楼复视，视力模糊	

（续）表 6 - 1

颅神经 (CN)名称	神经支配	功能检测	丧失功能	潜在损伤
三叉神经				
V1 - 眼支	额部感觉	额部感觉	麻木	眶后穹窿骨折包含眶上裂
V2 - 上颌支	面中部感觉	颊部感觉	麻木	上颌骨骨折
V3 - 下颌支	下牙感觉颊部、颏部感觉	面部下 1/3 感觉咀嚼	面部下 1/3 麻木咀嚼力减弱	下颌骨骨折
展神经	外直肌运动	外展眼球	眼球内旋（内斜视）复视，视力模糊	眶后穹窿骨折包含眶上裂
面神经	面部肌肉运动	面部表情	全部或部分分支	面神经主干（靠近茎乳孔）或分
颞支	舌前 2/3 味觉	抬眉，闭眼	支配区域面瘫	支撕裂或撕脱
颧支		笑，鼓腮		
颊支				
下颌支				
颈支				

（续）表 6 – 1

颅神经 (CN) 名称	神经支配	功能检测	丧失功能	潜在损伤
听神经	听力和前庭功能	听力	听力丧失即使将音叉靠近乳突	排除颅神经损伤和外耳或中耳损伤
舌咽神经	舌后 1/3 和咽部感觉	呕吐反射	舌后 1/3 和咽部感觉丧失	
迷走神经	内脏，感觉，运动和副交感神经支配	呕吐反射，吞咽复发性喉神经损伤造成的声音嘶哑	呕吐反射丧失悬雍垂偏向健侧	
副神经	支配胸锁乳突肌和斜方肌运动	耸肩，对面部的侧向阻力	身体同侧耸肩力弱身体同侧胸锁乳突肌力弱	一侧颈部深层撕裂
舌下神经	支配舌的运动	伸舌	舌头偏向患侧	颏下深层撕裂

影像学检查

如果怀疑有颌面部骨折，则应进行颌面部 CT 检查，尤其是当患者要进行 CT 扫描以诊断是否有其他潜在损伤时（图 6 - 2）。可经眶轴位获取高分辨率的 CT 影像，若可能应行三维重建（图 6 - 3）。

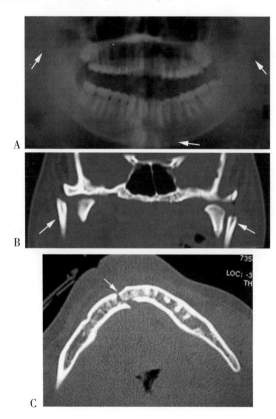

图 6 - 2 A. 下颌骨骨折的曲面断层片。箭头所指为两侧髁突骨折和颏部侧面骨折。B. CT 扫描证实为两侧髁突骨折。C. CT 扫描证实为颏部侧面骨折

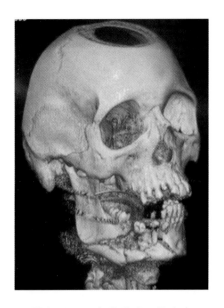

图 6 - 3　面部骨骼的三维重建

在可能存在下颌骨骨折的患者中，即使进行了 CT 扫描，也应该常规进行曲面断层扫描（图 6 - 2）。曲面断层扫描在评估骨折和髁突病变等方面作用明显，并可以提供全部下颌骨简单明了的全景视野平片。同时曲面断层片在检查智齿阻生方面也有很重要的作用，但是在评估正中联合处骨折时作用有限。

其他临床上不常用的平片包括：

• Waters 位：后前位，要求患者颈部伸长。枕颏投影可以使上下眶缘、鼻骨、颧骨以及上颌窦的成像最佳化。Waters 位片主要用来观察鼻窦、眼眶、颧骨和颧弓，亦可观察上颌骨，故上颌骨骨折时了解骨折部位、上颌窦情况以及颧骨和颧弓有无伴发骨折，Waters 片是最佳选择。

- Caldwell view 位：后前位，要求患者颈部弯曲。枕眶投影可以使额骨、额窦、上颌窦侧壁、眶缘和颧额沟的成像最佳化

- 侧位：可以使额窦前壁、上颌窦前后壁的成像最佳化

- 颏下位：可以使颧弓成像最佳化

◆ 紧急处理

控制伤口出血

首先，大且深的创伤应压迫止血后进行冲洗。活跃的动脉出血可以结扎或者用 4-0 vicryl（Ethicon，Somerville，NJ）可吸收缝线缝扎。使用手术刀扩展伤口以便获得更好的视野。因为颅颌面部有丰富的血运，所以如果情况需要，即使面动脉的损伤也可以采取缝扎的方式止血。为了避免损伤神经和其他重要的结构，禁止盲目钳夹任何血管。如果因为出血过多而不能获得直视视野，可先在伤口处放置 4cm×4cm 的纱布压迫止血，然后将患者送至手术室处理。

鼻出血可以通过鼻腔填塞止血。使用鼻窥镜和枪式钳填塞浸润 1∶200 000 肾上腺素的 cottonoid（Codman & Shurtleff，Raynham，MA；一种含棉的止血材料；图 6-4A），也可以使用 4% 的可卡因，但是要非常谨慎。如果没有 cottonoid，可以将三溴苯酚铋纱布，即干仿纱布裁剪并搓成条状以适合塞入鼻腔。使用鼻窥镜以获得直视视野，将纱布或者 cottonoid 塞进鼻腔，但是注意不要填塞过紧（图 6-4）。进行鼻腔填塞时，同时预防性使用

抗生素以避免链球菌中毒性休克综合征的发生。

有时面中部与下颌骨骨折可导致严重的出血。此区域常见的血管有上颌动脉、牙槽动脉、下颌后静脉、面动静脉和面动脉颊支。直接接近这些血管进行结扎或缝扎一般较困难，所以可先填塞止血，待出血减少后再进行尝试。可以使用 kerlix 绷带（Kendall Co., Mansfield, MA）和 ace 绷带进行 barton 绷带包扎法以获得足够的压力。用 kerlix 绷带先沿冠状方向缠绕数圈以使下颌固定于咬合位置，然后在额部水平缠绕数圈，并用 ace wrap 加固（图 6 – 4C）。

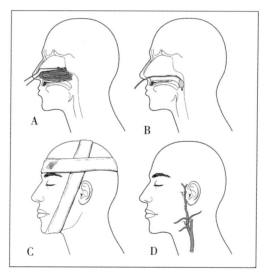

图 6 – 4　止血方法。A. 鼻中隔前部填塞法。B. 鼻中隔后部填塞法。C. barton 绷带包扎法。D. 选择性动脉结扎或栓塞法

使用 bridle 结扎固定线来固定骨折，即用 25G 的结扎丝绕过骨折端两侧的牙齿固定骨折，固定的同时也可减轻患者的疼痛。Essig 结扎法则更为有效，主要方法是将 25G 的结扎丝绕过骨折端两侧的牙齿，然后在第一圈结扎丝的上面和下面分别进行牙间结扎固定。

鼻中隔血肿：应在急诊室内紧急处理，排出淤血以避免鼻中隔坏死。利用鼻内镜在直视下使用 18G 针头或者 11 号手术刀做黏膜切口。排出淤血并使用加压敷料（带有杆菌肽软膏的干仿纱条）以避免血肿的再次形成（图 6 - 4A）。注意如果受伤时没有明显的移位，一般不会出现鼻骨骨折。

耳血肿：处理方法与鼻中隔血肿类似。首先使用手术刀或 18G 针头引流血肿，然后应用加压敷料固定。将干仿纱布卷用 2 - 0 或 3 - 0 的尼龙线或者 prolene 线（Ethicon，Somerville，NJ）缝合在合适的位置上以支撑耳朵（图 6 - 5）。

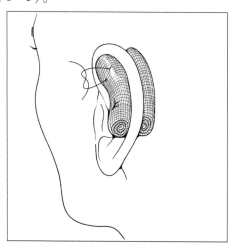

图 6 - 5　耳血肿的处理方法

急性压迫性视神经损伤：应紧急行横向眦切开术（图 6-6），并联合使用甘露醇、乙酰唑胺和甲泼尼龙降低眼内压，控制眶神经水肿。用量如下：

● 甘露醇：5% 的溶液 50～100g（1.5g/kg），静脉滴注，超过 2h 重复上述剂量以保证尿液排出量 >（30～50）mL/h，最大剂量为 200g/d。试验剂量为 200mg/kg

● 乙酰唑胺：250mg 晨起口服，或 5mg/kg 静脉滴注，每 24h 一次

● 甲泼尼龙：负荷剂量（速效剂量）为 30mg/kg，之后的 2h 内剂量为 15mg/kg，每 6h 一次

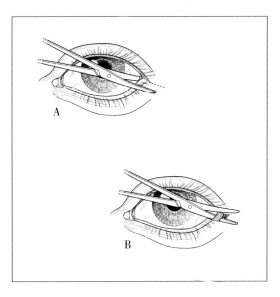

图 6-6　A. 横向眦切开术。B. 松解横向内眦肌腱

治疗顺序和时机

多发伤患者一般会被送至急诊创伤外科，并待患者情况稳定后再行骨折修复。但是如果可能，应立即进行修复以避免过度水肿，否则应在伤后第 10 天至 2 周内水肿消退后再进行修复。软组织创伤应在伤后 8h 内冲洗并修复。禁忌留下颌面部开放性创口，应尝试任何形式的创口关闭措施。应牢记这次创口关闭不是决定性的，因为日后修复骨损伤时还需要修正。

第7章

面部裂伤

在美国，每年由于面部软组织裂伤而到医院紧急就诊的患者大约有 300 万人。机动车事故（motor vehicle accidents，MVAs）曾经是导致此类创伤的主要原因。随着各州及联邦《安全带法》的颁布，机动车事故相关性创伤的发生率逐年降低。然而，由于运动、工作、动物咬伤、家庭及个体间暴力事件等的逐渐增多，面部创伤的总发生率一直居高不下。

◆ 检 查

处理面部裂伤的当务之急是建立气道和控制出血。对面部创伤患者的详细检查将在第 6 章和第 10 章中详细叙述。

面部裂伤患者的体格检查包括视诊和触诊。从头皮到锁骨底部进行系统地检查，包括创口、局部水肿、可能存在潜在损伤的淤斑等。一定要对损伤区域进行仔细的清创，清除异物碎片及血痂等，以免其掩盖伤口，导致漏诊。

利用特殊的神经刺激方法认真检查颅神经的功能。与创伤有关的神经损伤大多可以通过检查静止或者运动时的面部对称性以及感觉功能来判断（详见第 6 章表 6 - 1）。

触诊时，如果病灶区有触痛、凹陷、捻发音、水肿等提示可能存在血肿或骨折。对怀疑有颌面部骨折的患者应进行清创、关闭创口，并行影像学检查（详见第 6 章"影像学检查"部分）。

◆ 治　疗

一般程序

- 按照基本的关闭程序关闭创口（详见第 3 章）
- 测量伤口大小，然后进行冲洗、清创、预防性注射破伤风抗毒素
- 应时刻谨记面部清创的副作用，普通清创影响较小，但是鼻部、眼睑及眉毛等部位的清创可能导致严重的毁容
- 如果患者有严重的皮肤擦伤（又称"路疹"，是皮肤与地面剧烈快速摩擦导致的皮肤严重擦伤）或者爆炸冲击伤，应尽量在放大镜下小心仔细地清洁创口，这一过程虽然非常耗时，但结果往往会令人满意
- 局部麻醉
  · 局部阻滞麻醉：使用 25G 或 27G 针头注射 1% 利多卡因和 1 ：100 000 的肾上腺素混合液
  · 如果是单神经分布范围内的较大创伤可以考虑采用区域阻滞麻醉
  · 三叉神经的区域阻滞麻醉：1% 利多卡因或

0.25%丁哌卡因（Abbott Laboratories，Abbott Park，IL）2～4mL于神经分布区域的骨膜外滴注（图7-1）

·麻醉时需注意解剖标志

●尽快关闭创口，创伤发生后2d或3d后关闭创口，结果往往不能令人满意。为避免留下明显的瘢痕，关闭深部组织创口时可使用以下缝线

·肌肉：4-0 monocryl，4-0 vicryl（均来自 Ethicon，Somerville，NJ）

·皮肤

■ 深层：5-0、6-0 monocryl

■ 表层：6-0、7-0 nylon 或 prolene（Ethicon，Somerville，NJ）

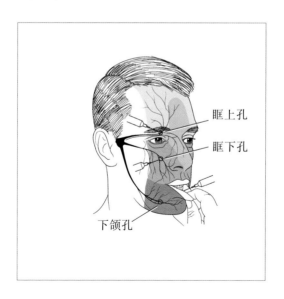

图7-1 面部软组织创伤修复中三叉神经阻滞麻醉的部位和方法

·黏膜：3 - 0、4 - 0 chromic

● 谨慎处理皮肤表面创口，以尽可能减少对皮肤的损毁

● 每天清洁创口并敷以抗生素药膏（如枯草杆菌肽药膏，每天 3 次）

● 关闭创口

·Steri-strip（一种胶带；3M，St. Paul，MN）

·Dermabond（强生多抹棒局部皮肤黏合剂；Ethicon，Somerville，NJ）

儿童面部创伤的处理：

● 行影像学检查以排除潜在骨折

● 镇静（详见第 2 章），以减少患者的心理创伤，并可安全地修复某些特殊位置的创口，如眶周

● 使用可吸收缝线

·皮肤

■ 深层：5 - 0、6 - 0 monocryl

■ 表层：5 - 0、6 - 0 快速可吸收肠线

·黏膜：5 - 0 chromic

·肌肉：4 - 0 vicryl

嘴唇创伤

● 分层缝合撕裂的每一层（图 7 - 2）

·肌肉：3 - 0、4 - 0 monocryl 或 3 - 0、4 - 0 vicryl

·皮肤：6 - 0、7 - 0 nylon 或 prolene

·黏膜（嘴唇表面）：3 - 0、4 - 0 chromic

● 指导患者在修复后 5d 内尽量减少口腔活动

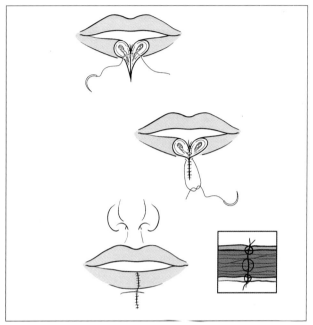

图7-2　嘴唇创伤的分层缝合

唇红缘创伤（即涉及唇红和皮肤的伤口）

● 精确对齐唇红缘以获得最佳的美容效果

● 在注射局部麻醉剂前对齐皮肤唇红交界处、人中嵴和唇弓的皮肤或黏膜，并标记唇红缘位置，否则这些解剖标志会在注射麻醉剂后变形移位

● 口轮匝肌应达到适当的高度

● 唇缘处的皮肤使用不可吸收缝线（6-0 nylon, prolene）缝合

● 使用5-0 chromic 肠线缝合唇红

耳部创伤

- 彻底冲洗耳部创口，但是清创时要谨慎以避免暴露耳软骨
- 确保关闭皮肤时覆盖耳软骨以避免发生软骨炎
- 用不可吸收缝线（6-0 prolene）将皮肤和软骨膜缝合在一起
- 给予 5~7d 的口服抗生素预防感染（复方新诺明，口服，2/d；Roche Pharmaceuticals，Nutley，NJ）
- 清洗创口并使用抗生素软膏［磺胺米隆（Mylan Laboratories，Canonsburg，PA）或庆大霉素软膏］涂抹创口，每天 2 次
- 用敷料包扎创口以避免形成血肿（详见第 6 章图 6-5）
- 创口覆盖干仿纱布，并用头部环绕法（交叉十字法）加压包扎
- 评估软骨膜血肿（详见第 6 章）

耳大面积创伤

耳大面积创伤常伴有皮肤复合伤或过度皮肤丢失，可能需要行二次重建手术关闭创口，例如皮肤移植，复合伤部位部分切除等。

- 用干仿纱布覆盖耳部，在进行重建手术前应经常更换敷料，以避免耳软骨干燥

耳撕裂伤

- 立即处理创口以避免血管损伤
- 清洁并修整创口，然后用复合材料对撕脱片段行吻合术（<1.5cm）

耳脱落以及较大的撕脱伤可能需要行微血管吻合术，但是否实施要根据撕脱的位置和残余的血管来决定。对于撕脱部分的耳软骨结构，可以用擦皮法选择将其保存在耳郭后皮瓣或者腹部皮下组织中（即"口袋原则"），这样就可以在之后的重建术中使用该软骨组织。然而，与耳部再吻合术相比，这种方法并不是最理想的，所以如果有条件应首选耳部再吻合术。

撕脱伤修复后的常见问题是静脉淤血。所以较大的撕脱伤或耳部断裂应使用水蛭疗法治疗静脉淤血[*]。

头皮创伤

- 首先排除颅内损伤
- 加压包扎止血直至患者的情况适合探查
- 使用过氧化氢仔细清除受伤部位的组织碎片和血迹以识别所有创口，此过程不需要备皮
- 用大量生理盐水冲洗创口，并去除残留的异物
- 分层关闭创口
    - 帽状腱膜：vicryl 或 2 - 0 monocryl
    - 皮肤全层咬伤：使用 3 - 0 或 4 - 0 的蓝色 prolene 线连续缝合，或使用皮钉关闭
- 使用光滑的捡取器将头发从创口或缝合针脚下取出

---

[*] 译者注：水蛭疗法即利用饥饿的水蛭进行吸血的疗法。一方面是利用水蛭的吸血功能促进血液循环；另一方面通过水蛭在吸血过程中所释放的具有抗凝血功能的水蛭素清除断指组织中淤积的血液，增加组织的灌流量。活体水蛭吸血可以消除淤血和即时性提高局部血流量，该疗法目前已经成为救治静脉淤血并发症的一种标准方法。

- 使用 penrose 刀在头皮瓣下纵向切开以便于伤口引流，引流时间为 1~2d

眼睑和眉毛伤

眼睑创伤

- 首先排除眼球损伤（详见第 9、10 章）
- 警惕泪管损伤
- 彻底冲洗以清除眼部异物
- 分层关闭结膜、睑板和皮肤
  - 眼轮匝肌：6-0 vicryl
  - 皮肤：6-0 快速可吸收肠线或 6-0 nylon 线

眉毛创伤

- 无需剃除睫毛
- 分层关闭
  - 深层组织：5-0 monocryl 或 vicryl
  - 皮肤：应准确对齐眉毛，用 5-0 或 6-0 prolene 关闭

眼睑边缘创伤（图 7-3）

- 创口紧靠眼睑边缘
- 外翻眼睑边缘，用垂直褥式缝合法以避免眼睑瘢痕
- 囊内睑板
  - 2 或 3 根 6-0 vicryl
  - 眼睑软骨厚度的 1/2~3/4 损伤

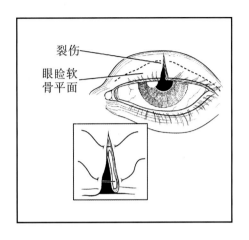

图 7 – 3　眼睑全层包括眼睑软骨创伤的缝合修复

· 线结远离角膜

· 皮肤：7 – 0 prolene

鼻部创伤

- 首先进行鼻部止血（详见第 10 章）
- 检查鼻腔排除鼻中隔血肿
  · 在直视下用 11 号手术刀引流血肿
- 分层关闭创口
  · 黏膜层：4 – 0 普通肠线
  · 对齐皮肤和软骨，并使用 6 – 0 prolene 缝合
- 用 steri-strips 胶带固定鼻子

面部血肿

- 检查是否有颅内和颈椎损伤
- 给予患者止痛药

- 先冷敷 48h，之后热敷直到血肿完全吸收
- 对阻碍气道或视线的血肿，应切开引流
- 对使用加压疗法仍继续扩大的血肿，应仔细探查
- 对容易使其上皮肤发生压迫性坏死的血肿，应切开引流
- 当血肿与创口相连，可利用此创口作为引流的通道
- 颊部血肿应行口内而非面部切口引流，以避免多余的面部瘢痕

◆ 面神经损伤

贯穿黏膜下腱膜系统和肌肉系统的创伤，有可能损伤沿此路径上任何位置的神经（图 7-4）

- 面神经颞支和颧支的损伤可分别导致不能抬眉或闭眼
- 面神经颊支损伤可导致鼻唇沟消失且不能抬唇
- 下颌缘支损伤导致降下唇肌功能减弱（如皱眉时）

面神经创伤

- 面神经损伤一旦确认，应于 72h 内开始修复，因为此时间范围内，可以在运动终板耗尽神经递质前利用神经刺激仪分辨损伤的神经断端
- 面神经损伤 72h 后修复相当困难，由于损伤断端的收缩，即使刺激受损神经远端也并不能将其与近端准确吻合

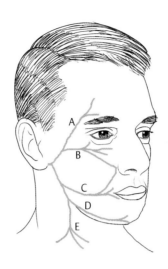

图 7 – 4 面神经的分支：A. 颞支。B. 颧支。C. 颊支。D. 下颌缘支。E. 颈支

- 在手术室利用放大镜或显微镜修复神经损伤

- 在行神经吻合术前，识别并修剪近端和远端的神经断端

- 使用 9 – 0 或 10 – 0 无张力不可吸收（nylon）缝线以神经弓上方式吻合新鲜的神经断端

- 有明显的神经缺损或张力者可能需要行神经移植或使用人工神经导管治疗

面部钝性损伤导致面神经失用症

- 不需要立即行手术处理，可择期手术

- 损伤后 3 周内应严密监视可能提示病情进展的症状

- 如果没有好转迹象，可对患者的受损神经进行电反应测试

·确认神经有进一步的结构性损伤后，则需要行探查和修复

◆ 腮腺导管损伤

腮腺导管自耳屏平面横穿至上唇中间平面，导管口位于上颌第二磨牙相对的颊黏膜处，口外或口内创伤可能损伤上述结构。面神经颊支损伤时也应高度怀疑并发腮腺导管损伤。对疑似腮腺导管损伤的患者，可通过在其口腔内放置牙膏并观察，如果有多余的唾液从创口分泌出来即可诊断。

● 将 22G 静脉留置针（BD Medical，Sandy UT）插入腮腺导管口内段检查其损伤

● 在腮腺导管内注射 1mL 的牛奶或者亚甲蓝以检查导管是否通畅

● 在手术室用 7 - 0 单纤维丝 inylon 缝线在硅橡胶支架上修复损伤的导管（图 7 - 5）

● 将支架保持在合适的位置 5d，以利于导管畅通，并避免瘘管形成

● 在此期间给予患者预防性抗生素

● 对近端导管损伤可行导管口重建术；如果腮腺导管发生不可修复的严重损伤则需行导管结扎术

● 对仅存在腺体损伤而腮腺导管无损伤的创口，可用 3 - 0、4 - 0 monocryl 或 vicryl 可吸收线缝合

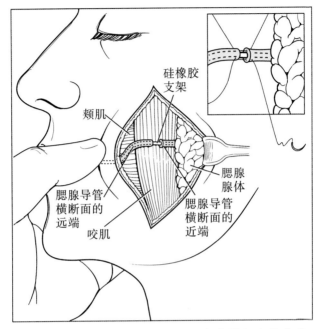

图 7 – 5 在硅橡胶支架上行腮腺导管损伤修复术
(Dow Corning, Midland, MI and Barry, UK)

第 8 章

眼眶和颧骨骨折

◆ 眼　眶

解　剖

眼眶由以下 7 块骨组成：

- 颧骨
- 蝶骨大翼和蝶骨小翼
- 筛骨
- 额骨
- 腭骨
- 上颌骨
- 泪骨

这 7 块骨构成一个锥形结构，其顶端是视神经管。

眼眶的结构包括：

- ·眶底
- ·上颌窦顶

· 眶内侧壁

· 筛骨筛板

· 泪骨

· 眶外侧壁

· 颧骨和蝶骨大翼

· 眶上壁

· 额骨——额窦底

眶内侧壁的结构最薄弱，其次是眶底，眶上壁和眶外侧壁的结构一般最坚固。视神经管位于眶下缘内侧约40～45mm处，视神经由此通过。眶上裂将蝶骨分为大翼和小翼，沿眶上裂走行的神经有：

● 动眼神经（Ⅲ）

● 滑车神经（Ⅳ）

● 展神经（Ⅵ）

● 三叉神经眼支（V_1）

从眶下裂走行的神经和血管有：

● 三叉神经上颌支（V_2）

● 蝶腭神经节的分支

● 眼下静脉的分支

体格检查

眼眶骨折通常由钝性伤所致。几乎30%的眼眶骨折并发眼球损伤，所以应根据第7章所述，对眼眶骨折患者进行详细的眼部检查，主要包括视敏度、瞳孔反射、视网膜和红色饱和度检查，发现任何结果异常都应行紧急眼科会诊。

病理性体征包括：

- 眼眶淤斑
- 眶周血肿
- 结膜下出血
- 鼻出血
- 眶缘或颧骨下坠
- 复视
- 眼外肌嵌顿
  - 首先检查眼外肌的活动范围排除机械性嵌顿
  - 对于昏迷患者，可以行眼球被动牵拉试验，即用 Adson 钳夹持眼下直肌部位的下睑囊筋膜，轻轻转动眼球，感觉牵拉是否受限
- 眶内血肿
- 视神经失用症
- 瞳孔形状：椭圆形瞳孔提示有眼球穿通伤
- 瞳孔反射：瞳孔传入障碍（详见第 7 章）
- 眶上神经、眶下神经及牙槽神经感觉异常
- 捻发音或皮下气肿：提示有上颌窦或筛窦黏膜撕裂
- 眼球内陷：指 > 2mm 的显著改变，但因伤后血肿很难被立即发现
- 眼球前垂或突出
- 眼前房积血：检查发现眼前房积液
- 眶上裂（superior orbital fissure，SOF）综合征 SOF 骨折的临床表现包括：
  - 瞳孔扩张固定（Ⅲ）
  - 上睑下垂（Ⅲ）
  - 角膜反射消失（V_1）

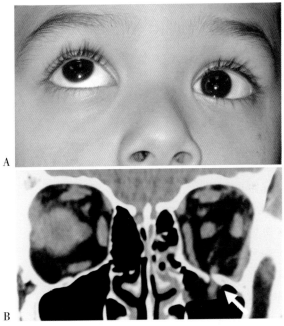

图 8 - 1 A. 下直肌嵌顿导致眼球活动受限引起复视。B. 箭头所指为"嵌顿口"

· 眼肌麻痹（Ⅳ、Ⅵ）

● 眶尖综合征：SOF 综合征以及视神经管内段的视神经损伤

● 恶心、呕吐、心动过缓：眼外肌嵌顿导致眼心反射（图 8 - 1）

治　疗

对怀疑急性压迫性视神经病变的患者应立即给予减压治疗。手术治疗一般是通过外眦切开术或者粉碎眶内侧壁进行减压；药物治疗包括甲基泼尼松龙（2h 内15mg/kg，之后 30mg/kg，每 6h 一次），乙酰唑胺（250mg，口服，每天 2 次），甘露醇（1g/kg，静脉滴注，必要时 6h 重复一次）。

行外眦切开术时，首先用中指和食指分别向上和向下扒开上下眼睑；然后切开外眦皮肤 4~5mm，用微型剪刀接触外眦肌腱，剪断自结膜向下至眶外侧骨上覆盖的软组织。切断外眦肌腱可使眼球活动更自如，并使下眼睑完全移动。

粉碎眶内侧壁时，首先用手扒开下眼睑，然后将一对止血钳穿透眶内侧壁，以将积液引流入上颌窦。

部分眼睛损伤患者会表现出因视神经损伤（压迫或水肿）导致的视力减退，不伴眼眶外压力增加。这类患者通常怀疑存在创伤性视神经病变，可能是视神经管内的骨碎片直接导致，也可能是视神经的局部缺血和血肿导致的间接损伤。特殊解剖结构的视神经病变可通过行紧急眼眶高分辨率 CT 确定。如果患者出现持续光感下降，则应给予 48h 大剂量的类固醇（甲泼尼龙，2h 内30mg/kg，之后 15mg/kg，每 6h 一次）；如果患者存在光感进一步恶化或消失，则应考虑行视神经减压术。

眼眶骨折类型

眼眶骨折可以发生在眶内侧壁、眶外侧壁、眶底、眶顶和眶尖的任何位置。大多数情况下发生于结构最薄弱的眶内侧壁和眶底。眶内侧壁骨折常与鼻骨和筛骨骨折组成复合性骨折，将在第 10 章详细叙述。

眶底骨折

眶底骨折（爆裂性）是仅次于鼻骨骨折的第二种常见的面中部骨折，一般发生于沿眶下沟的眶内侧壁和眶底（有麻木感）。骨折缺损部位可能使眶周脂肪和眼下直肌发生嵌顿（图 8-2），此类损伤的病理力学理论有以下两种：

1. 液压理论：眼球直接损伤引起眶内压升高，需要在眶骨结构最薄弱的部位破裂减压。

2. 骨传导理论：力沿眶缘间接传导，导致眶底骨折。

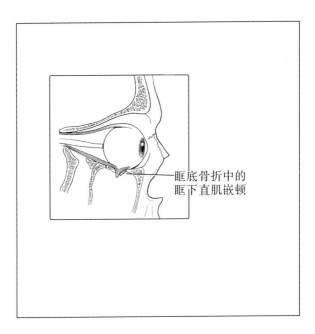

眶底骨折中的眶下直肌嵌顿

图 8-2　眶底不完全骨折合并眶下直肌嵌顿

眶顶骨折

由于眶上缘和坚硬的额骨的保护，成人眶顶骨折较少见，多发生于颅骨结构异常的儿童。发生眶顶骨折时，骨折可以移位进入颅前窝，更常见的是进入眼眶形成"击入性"骨折，因此，利用 CT 对此类患者进行评估时应排除这两种情况。"击入性"骨折以眼眶容量降低为特征（即眼球突出症），一般需要行紧急外科手术降低持续增加的眼内压。此外，眶上动脉损伤可以导致眼球后血肿。

影像学检查

层厚为 1.5mm 的矢状面和冠状面 CT 扫描重建，检查以下几个方面：

- 骨折碎片移位
  - · Trapdoor 骨折
  - · 骨碎片撞击视神经管
- 眶底缺损
- 软组织嵌顿
- 眼球内陷
- 晶体脱位
- 眼球后血肿
- 其他相关骨折（如眶内侧壁骨折）

手术适应证

手术适应证包括：

- 早期（6 周）眼球内陷 > 2mm
- 症状性复视 > 2 周（早期）

- 伴眶底缺损的移位性骨折 > 1cm²
- 眼球下移位
- 眼球被动牵拉试验阳性
- 眼心反射：心动过缓、恶心、晕厥

治 疗

不具有上述任何手术指征或眼球损伤症状的患者可以出院回家。非移位性骨折一般有早期眼球内陷和复视症状，但都不是紧急手术的指征；应该对此类患者进行为期2周的密切随访以确定临床治疗方案；随访期间可给予止痛药物缓解患者的疼痛症状，不需要给予抗生素；可以指导患者应用人工泪液保持眼睛润滑，并减少擤鼻子等动作以避免眶内气肿和骨折移位。

需要手术治疗的患者术前应咨询眼科医生排除开放性眼球损伤，最好在伤后24h内（严重的血肿形成之前）或者2周后（血肿吸收后）进行手术。

紧急手术的指征包括：经CT检查确认眶骨骨折明显移位进入视神经管或眼球，或者有眼心反射症状和体征的患者。

◆ 颧骨或颧上颌复合体骨折

颧骨是具有四突型特征的结构，分别与额骨、蝶骨、上颌骨和颞骨相连（图8-3）。它包括两个面，颧面包括眶外侧壁和颧骨体，起到保护颊部的作用。颞骨的颧突与颧骨体连接，构成颧弓。颧骨上有很多肌肉附着，最重要的是咬肌，可在颧骨体或颧弓骨折时产生使其向

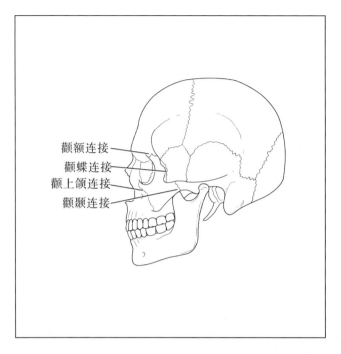

颧额连接
颧蝶连接
颧上颌连接
颧颞连接

图 8 - 3　颧骨的 4 个骨连接部位

下变形移位的力。颧骨骨折和关节脱落易导致其向下移位，使眶内容积增加，进而导致眼球内陷。上述骨折一般被称为 tripod 骨折或颧上颌复合体（zygomaticomaxillary，ZMC）骨折，之所以这样命名是因为其包含与颧骨相连的面部其他 4 个主要部位的分离性骨折。但是，偶尔可见不伴 ZMC 骨折的单纯颧弓骨折或眶外侧壁骨折。

症状与体格检查

- 眼球内陷

- 面中部扁平或颊部不对称
- 复视
- 牙关紧闭
- 喙突冲击伤
- 眶周和结膜下血肿
  - "火焰征"
- 鼻出血
- 眼球向下移位
- 外眦向下移位
- 眶下神经损伤：颊部、上唇、切牙和鼻翼感觉异常
- 咬合和活动范围受限
- 口腔内血肿

影像学检查

- Galdwell 位
- 颏下顶点
- Waters 位
  - 最有用的平片
  - 30°枕颏投影
  - 可见颧骨支
- CT
  - 轴向
  - 层厚 1.5mm
  - 冠状位
  - 眼眶检查
  - 重建

▪ 三维重建

治　疗

非移位性 ZMC 骨折的患者可以出院回家观察，给予保守治疗，但不推荐应用抗生素。保持流食（不需要咀嚼的食物）6 周以保护颧骨隆突，应在随后的 2 周内对患者进行随访，检查骨折移位和眼球内陷情况，这种情况可因咬肌牵拉骨折的颧骨而长期存在。

对移位性 ZMC 骨折患者应准备手术治疗，重新对齐眶外侧壁和眶底，纠正颧骨隆突的不规则轮廓，这一过程需要眼科医生的参与。

非移位性单纯颧弓骨折的患者不需要手术治疗，可以在给予颧骨隆突保护措施后出院回家。移位性单纯颧骨骨折患者也不需要住院治疗，可以选择出院回家或行骨折修复术，骨折修复术应尽量在伤后 24h 内进行，或者推迟到 2 周以后，待水肿吸收后再进行。

因喙突或咬肌冲击伤导致的牙关紧闭，以及颞部畸形患者也需要考虑进行手术复位。

第9章

鼻骨和鼻眶筛区骨折

◆ **解　剖**

鼻的解剖结构包括（图 9 – 1）：

- 鼻骨
- 上颌骨额突
- 鼻软骨
- 鼻中隔
- 鼻中隔软骨（四方软骨）
- 筛骨垂直板
- 犁骨

鼻的血液供应：

- 眼动脉是颈内动脉的第一个分支
- 颈内动脉的筛骨前分支（筛前动脉）和筛骨后分支（筛后动脉）
- 面动脉的分支
- 上唇动脉

　　● 颈外动脉的上颌内分支（蝶腭动脉、腭大动脉、眶下动脉）

　　鼻的外部神经分布：

　　● 鼻睫神经 V_1

　　● 滑车上神经 V_1

　　● 眶下神经 V_2

　　鼻的内部神经分布：

　　● 筛骨前神经 V_1

　　● 腭大神经 – 外侧壁

　　● 鼻腭神经 V_2

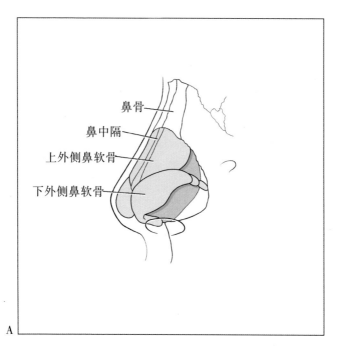

鼻骨

鼻中隔

上外侧鼻软骨

下外侧鼻软骨

A

图 9 – 1　A. 鼻骨和鼻软骨的解剖

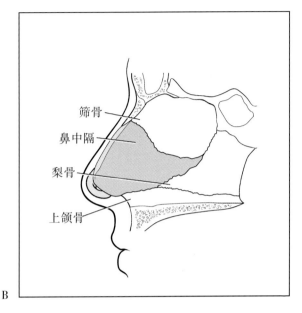

筛骨

鼻中隔

梨骨

上颌骨

B

（续）图 9 - 1　B. 鼻中隔的解剖

◆ 鼻骨骨折

体格检查

　　鼻骨骨折一般是因鼻部直接受钝性伤导致。检查应在光线充足的地方进行，患者采取舒适的半坐位，椅背呈 45°角，以便于检查内、外鼻腔。检查前应准备好吸引器、冲洗液、鼻窥镜、头灯或手持灯和棉签。一般的体格检查包括：

- 敏感度
- 是否有捻发音

- 鼻部是否偏斜
- 活动度
- 是否有鼻出血
- 是否有气道阻塞
- 鼻中隔是否偏曲
- 是否有鼻中隔血肿
- 是否有鞍鼻畸形
- 是否有黏膜创口

鼻中隔血肿

鼻中隔血肿是因鼻中隔和黏膜之间的出血导致。黏膜下血肿在直视状态下可以诊断。患者发生鼻中隔血肿后需要在急诊室行紧急引流和护理，如果引流不及时，淤血在黏膜软骨膜聚集可导致鼻中隔缺血和鼻中隔坏死，其并发症包括鼻穿孔、鼻背部支撑消失和鞍鼻畸形。对鼻中隔血肿患者在给予鼻部加压包扎的同时应行恰当的引流（详见第 6 章图 6 – 4A），包扎后第 3 天去除敷料以避免发生鼻窦炎和中毒性休克，给予抗生素预防感染。

影像学检查

X 线平片和 CT 不是必需的检查项目（图 9 – 2），只有当怀疑有其他损伤［如鼻眶筛（nasal-orbital-ethmoid，NOE）区骨折、眶底骨折、颅内出血等］时才推荐做这些检查。如果临床怀疑存在其他损伤的可能性不大，一般情况下鼻骨骨折不需要行任何影像学检查。对某些特定的临床情形，鼻部扫描序列（前面观和侧面观）可以用来辅助诊断和作为存档记录。

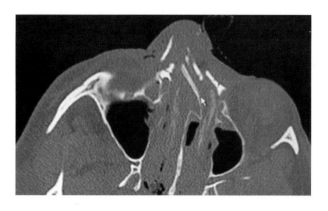

图 9－2　鼻骨和鼻中隔骨折及眼眶结构的 CT 扫描图片

Stranc-Robertson 分类（图 9－3）

- Ⅰ型
  - ·鼻锥骨前部骨折
  - ·鼻中隔骨折
- Ⅱ型
  - ·鼻锥骨粉碎性骨折
  - ·鼻中隔移位
- Ⅲ型
  - ·上颌骨额突骨折
  - ·NOE 骨折

治　疗

　　鼻骨骨折修复的时机一般与水肿程度有关，包括两种情况。虽然任何修复都应在骨折后 2h 内进行，即明显的水肿形成前进行，但对存在鼻骨骨折的患者这种情况即少见又典型；通常是在伤后 1～2 周后水肿消退后再进行修复。

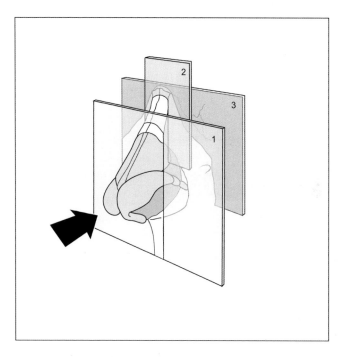

图 9-3 鼻骨骨折的 Stranc-Robertson 分类法

闭合复位术

如果在急诊室进行复位可以局部给予适量药物麻醉。可用 1∶100 000 的肾上腺素或者含 4% 可卡因的棉片（Godman & Shurtleff，Raynham MA）、脱脂棉或 afrin spray（Schering-Plough Corp.，Kenilworth，NJ）cottonoid 或脱脂棉，于鼻腔内给药 5min。

局部阻滞麻醉：1% 的利多卡因和 0.25% 的丁哌卡因（Abbott Laboratories，Abbott Park，IL）以 1∶1 混合，可以快速起效且麻醉效果持久，也可以加入 1∶100 000 的肾上腺素。

- 局部阻滞麻醉（详见第7章）
  · 鼻睫神经
  · 滑车下神经
  · 眶下神经
  · 鼻尖－鼻小柱

可使用 asch 或 walsham 钳（即鼻骨复位钳），或者手术刀柄的钝头来对齐和复位骨折断端（图9-4）。复位的目标是使鼻子重新回到中线位置。鼻锥骨的重塑通常包括鼻腔侧壁未发生骨折的部分，术后通过视诊和触诊来评估复位效果。

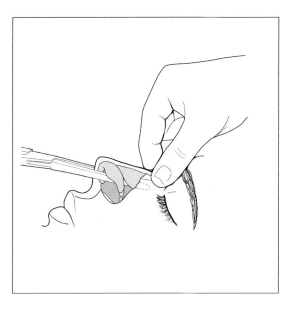

图9-4　使用 walsham 钳进行鼻骨骨折的闭合性复位

复位后护理

● 填塞止血：需要止血时，鼻腔各层都应填塞敷料（详见第 6 章图 6 - 4）

·止血海绵（merocel surgical products，Mystic，CT），三溴酚铋纱布，凡士林（Unilever PLC，Englewood Cliffs，NJ）或杆菌肽浸润的纱布，浸润 1 : 100 000 肾上腺素的棉片

·术后 3d 内取出填塞的敷料以避免发生鼻窦炎或中毒性休克（详见第 6 章图 6 - 4A）

·给予患者抗生素，用法为鼻腔内填塞

■ 力百汀（Glaxo Smith Kline，Mississauga，Ontario，Canada）875mg，口服，每天 2 次，共 3d。或：

■ 克林霉素 450mg，口服，每天 4 次，共 3d

● 夹板固定：在鼻背部使用外用鼻夹板（图 9 - 5），保持位置固定 7 ~ 10d

·如果没有预制的热塑性夹板，可以在 steri-strip 上用小块石膏制作一个夹板

● 术后几周内不能擤鼻涕

● 不要触碰鼻子

● 术后应密切随访 1 周

有严重移位或明显水肿而不方便在急诊室复位的鼻骨骨折患者可以在给予保护措施后出院回家。不需要给予抗生素。2 周内应对患者进行随访以尝试进行闭合或开放式手术复位。

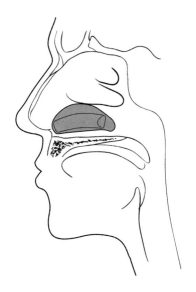

图 9 – 5　复位术后颅内或鼻部夹板固定

◆ NOE 骨折

NOE（nasal-orbital-ethmoid）骨折是因钝性外力直接作用于鼻锥骨导致。鼻子被夹在两眼眶中间导致鼻骨和眶内侧骨折。一般为双侧骨折，但有 1/3 是单侧骨折。高速被动冲击通常伴随眼眶爆裂性骨折。

解　剖

NOE 的解剖结构包括：
- 后部结构
  · 蝶骨
- 眶顶
  · 颅前窝

- 眶间隔横向扩张
  - ·眶内侧壁
- 前部结构
  - ·上颌骨、额骨和鼻骨

内眦韧带通过嵌入眶内侧壁起到直接伸展眼轮匝肌的作用。此韧带包括 3 束，可以对眼球提供内侧支持力，并可以牵拉眼睑接近眼球。韧带的上束、前束和后束共同构成帐篷状以包裹泪囊。该韧带在 NOE 骨折的分类中有重要意义。

体格检查

- 鼻背部突出消失（鞍鼻畸形）
- 眉间、眶周、鼻部淤斑
- 内眦区骨捻发音
- 内眦间距≥35mm（正常为 30～32mm）
- 弓弦试验：如果内眦韧带断裂，则横向牵拉下眼睑会导致内眦间距增宽
- 鼻漏：筛状板骨折的表现
- 嗅觉障碍

影像学检查

- CT 扫描：轴位和冠状位 CT，层厚 1.5mm

Markowitz 分类（图 9 - 6）

- Ⅰ型：内眦肌腱附着性单节段中央型骨折
- Ⅱ型：内眦肌腱附着性粉碎性骨折
- Ⅲ型：内眦肌腱撕脱性粉碎性骨折

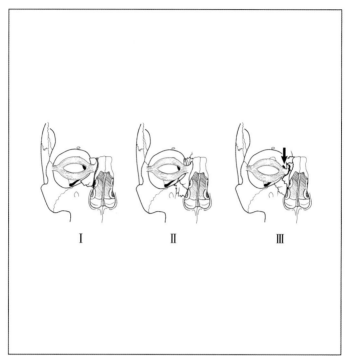

图 9-6　NOE 骨折的 Markowitz 分类

治　疗

　　NOE 骨折患者必须住院观察，排除颅内污染性损伤，并行紧急眼科检查排除眼球损伤。检查患者是否有脑脊液（cerebro-spinal fluid，CSF）漏，如果有提示可能存在筛状板、额窦或颅前窝损伤。可用 Halo 试验检查是否存在脑脊液鼻漏，即将脑脊液滴到棉纸上，形成光晕即可确定；也可在实验室检查鼻漏液是否含有葡萄糖或 β 转铁蛋白。如果怀疑存在硬脑膜污染，则应请神经外科会诊。

- 静脉给予患者抗生素：克林霉素 600mg，静脉滴注，每 6h 一次；头孢曲松钠 1g，静脉滴注，每 24h 一次
- 骨折较易被发现和修复
- 抬高床头
- 不要擤鼻涕
- 准备手术的患者应做好术前准备工作（禁食、静脉输液等）

第 10 章

额窦骨折

额骨是人颌面部最坚硬的骨，直接的高能量冲击通常是额骨骨折的必需条件。人类的额窦发育情况为：4%的个体缺如，5%的个体发育不全，10%的个体只有单侧额窦。

◆ 解　剖

额窦的解剖结构包括（图 10-1）：
- 2 对不规则的腔
- 前壁 – 前骨板
- 后壁 – 后骨板

◆ 体格检查

- 额部顿挫伤
- 额部裂伤
- 额部或眼眶血肿

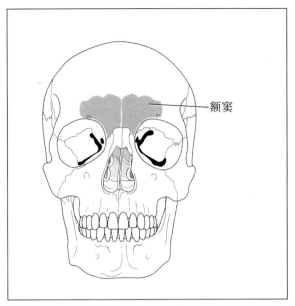

图 10 -1　额窦

- 鼻出血
- 硬脑膜撕裂导致脑脊液耳漏或鼻漏：Halo 试验可见纸巾上有光晕样痕迹；对鼻漏或耳漏液进行葡萄糖和 β 转铁蛋白实验室检查
- 潜在性骨折可存在可触及的阶梯状畸形，但急诊就医时该症状常被肿胀的皮肤掩盖。继发于深层的骨折可触诊到的阶梯状畸形，在急诊就医时常被皮肤肿胀所掩盖
- 眶上神经分布区域感觉异常
- 若骨折延伸到眶上缘和眶上裂，可能导致眶上裂综合征（详见第 8 章）
- 进行彻底的眼部检查

◆ 影像学检查

颌面部轴位 CT 扫描（层厚 3mm）和冠状位重建是诊断额窦骨折最敏感的方法。在对患者进行处理时要确定是否存在鼻额管损伤。额窦下方或中间部位的骨折应该高度怀疑存在鼻额管损伤（图 10 - 2、10 - 3）。

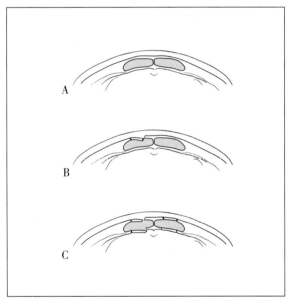

图 10 - 2 额窦骨折的类型。A. 正常的组织关系。B. 前壁骨折。C. 前、后壁粉碎性骨折

◆ 处理措施

所有额窦骨折患者都应该住院观察。

- 排除以下几种情况
  - 蛛网膜下腔出血

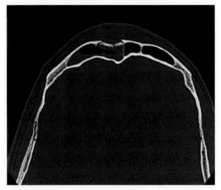

图 10 - 3　额窦前壁骨折的 CT 扫描图

· 硬膜下血肿

· 硬膜外血肿

· 脑挫伤

· 颅腔积气

● 禁止擤鼻涕

● 咳嗽或打喷嚏时应张开嘴，使气流不要通过鼻子

● 抬高床头以减轻水肿

● 静脉给予抗生素

● 头孢曲松钠 1～2g，静脉滴注，每 24h 一次

　　额窦骨折患者是否需要手术治疗取决于骨折移位的程度，是否存在鼻额管损伤，以及硬脑膜的完整性。如果额窦前壁骨折伤及鼻额管，会导致毁容和功能障碍。当鼻额管处于骨折线上时，则需要行鼻额管闭塞，否则移位性骨折可能会延迟复位和固定。

　　额窦后壁骨折常与前壁骨折同时发生，目前认为二者会出现相同的后遗症，可能会引起颅前窝损伤和硬脑膜穿孔。当患者发生明显的鼻漏，且鼻漏液的 β_2 转铁蛋白试验阳性或光晕试验阳性（Halo 试验；即滴在纸巾上可见黄色圆环）时，即可确定为脑脊液鼻漏。如果额窦后壁无移位，可观察 4 ~7d。持续的脑脊液鼻漏或移位性及粉碎性后壁骨折则需要行颅骨成形术。特殊骨折的治疗方法见图 10 - 4。

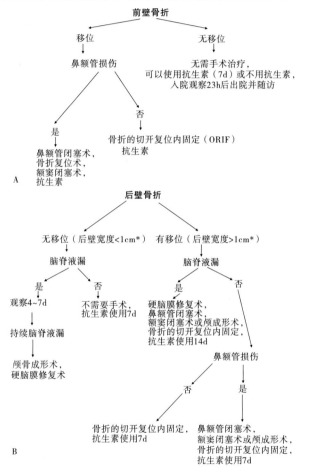

图 10 - 4 A. 额窦前壁骨折的处理措施。B. 额窦后壁骨折的处理措施（ORIF：open reduction internal fixation）

＊译者注：原书无单位，根据上下文，考虑单位为 1cm。

第 11 章

下颌骨骨折

◆ 解　剖

- 下颌骨为"U"型，由对称的两部分组成
- 两侧体部的中线处为正中联合
- 单侧下颌骨包括（图 11 – 1）
  - ·下颌体
  - ·下颌角
  - ·下颌支
  - ·冠突
  - ·髁突
- 咀嚼肌
  - ·前伸下颌骨
    - 翼外肌（起自翼突外侧板，止于髁突颈）
  - ·上提下颌骨
    - 颞肌（起自颞窝，止于冠突）
    - 咬肌（起自颧弓，止于下颌体）

　　■ 翼内肌（起自翼突内侧板，止于下颌角）

　　· 降低－收缩下颌肌

　　■ 翼外肌

　　■ 二腹肌

　　■ 颏舌骨肌

　　■ 下颌舌骨肌

　　■ 颏舌肌

　　● 髁突在颞下颌窝（temporomandibular joint，TMJ）内与颞骨形成颞下颌关节

　　● 下颌骨的血供

　　· 下牙槽动脉，为上颌内动脉的分支，经下颌孔入下颌管，终支出颏孔

　　· 咀嚼肌的动脉分支

　　● 下颌骨的神经分布

　　· 下牙槽神经，为三叉神经（V_3）的分支，经下颌孔入下颌骨，出颏孔

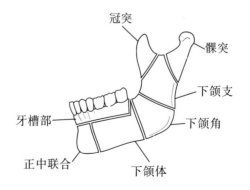

图 11 - 1　下颌骨的解剖结构

- 颏孔
    - 位于第一前磨牙和第二前磨牙之间

◆ 下颌骨与牙齿的关系

儿童：

- 20 颗乳牙以 A ~ T 命名
    - 右侧：A、B、C、D、E、F、G、H、I、J
    - 左侧：T、S、R、Q、P、O、N、M、L、K

成人：

- 32 颗恒牙从 1 ~ 32 命名
    - 命名从右上颌第三磨牙开始，将其命名为 $1^{\#}$，左上颌第三磨牙为 $16^{\#}$
    - 按上述规则将左下颌第三磨牙为 $17^{\#}$，右下颌第三磨牙为 $32^{\#}$

半侧下颌骨或上颌骨分别包括：

- 1 颗中切牙，1 颗侧切牙
- 1 颗尖牙
- 第一、第二前磨牙（双尖牙）
- 第一、第二、第三磨牙

安氏分类法

根据上颌第一磨牙及其与下颌第一磨牙的关系将其分为以下几类（图 11 - 2）：

- 安氏 I 类：中性𬌗
    - 上颌第一磨牙的近中颊尖咬合于下颌第一磨牙的颊沟内

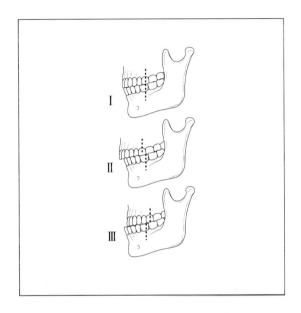

图 11 - 2 安氏分类法

● 安氏Ⅱ类：远中殆

·下颌第一磨牙在上颌第一磨牙的远中（即上颌第一磨牙的近中颊尖咬合在下颌第一磨牙颊沟的近中）

● 安氏Ⅲ类：近中殆

·下颌第一磨牙在上颌第一磨牙的近中（即上颌第一磨牙的近中颊尖咬合在下颌第一磨牙颊沟的远中）

◆ 下颌骨骨折

下颌骨骨折的最主要原因是暴力，因此多发生于25～34岁的男性。骨折通常发生于下颌角和髁突，因为这两部分为下颌骨最薄弱的部位，而很少发生于较厚的下颌支（图 11 - 3）。下颌骨这两个部位发生骨折的作用机制为对冲压力现象。

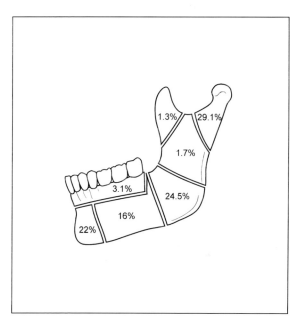

图 11 - 3　下颌骨各部位发生骨折的概率图

症状和阳性体征

- 疼痛
- 安氏错𬌗分类
- 牙关紧闭：因疼痛而不能完全张口
- 骨折部位捻发音或骨折段移位
- 下颌骨不稳定

- 骨折部位水肿和淤血
- 挫伤、撕裂伤或表皮剥脱
- 口内
  - 口腔不干净（是否有脓肿？）
  - 颊侧或舌侧血肿
  - 牙齿松动或脱落
    - 使用上述编号系统详细描述脱落、松动、折断或缺失的牙齿
  - 黏膜撕裂伤
- 开𬌗
- 张口时下颌偏斜：提示髁突骨折
- 感觉异常或缺失提示下牙槽神经、舌神经和颏神经功能受损
- 卜牙槽神经断裂可导致唇、牙齿和牙龈感觉异常或缺失
- 用手指在外耳道内评估颞下颌关节：如果关节没有损伤，当髁突头部向前转动时不会引起明显疼痛

影像学检查

曲面断层片（图 11 - 4A）是诊断下颌骨骨折最好的工具。这是一种快速且价格低廉的可观察下颌骨全貌的影像学检查方法。它不仅可以显示正中联合骨折和下颌角骨折，同时可以显示骨折线与牙齿的关系；但可能很难发现正中联合处一些移位较小的骨折。但是在对患者拍摄曲面断层片时，需要排除其颈椎损伤，因为摄片姿势为坐姿。插管或感觉迟钝的患者可以采取全景曲面断层片或 zonarc（一种采取仰卧位的全景摄片方法）。

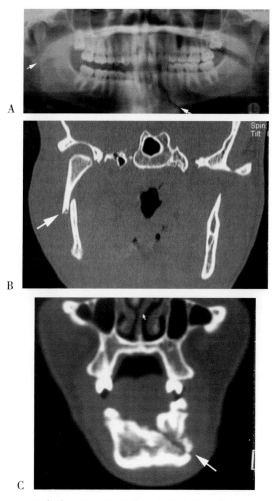

图 11 - 4　通常情况下，下颌骨正中联合骨折常合并对侧髁突骨折。A. 曲面断层片可以清晰地显示正中联合旁的骨折。B. 同一个患者的 CT 冠状位扫描图，显示出曲面断层片难以显示的髁突下骨折。C. 正中联合旁骨折的 CT 冠状位扫描图

CT 是一种性价比较高的诊断下颌骨骨折的方法，其诊断准确率接近100%（图11-4 B、C）。对高度怀疑下颌骨骨折的患者应行颌面部 CT 联合冠状位重建术。此类患者除进行 CT 检查外，还应该补充拍摄一张曲面断层片，以显示骨折线及与下颌牙齿之间的关系，因为骨折导致的牙齿咬合方面的细小问题在 CT 片上很难显示，但它在评估是否需要拔牙以便获得最佳的下颌骨愈合效果时非常重要。冠状位 CT 扫描也有助于诊断冠突和髁突骨折（图11-4B）。

骨折的分类

骨折的类型
- 闭合性骨折和开放性骨折
- 移位性骨折和非移位性骨折
- 完全性骨折和部分骨折
- 线性骨折和粉碎性骨折
- 有利因素：肌肉可将骨折段牵拉在一起
- 不利因素：因肌肉牵拉可导致骨折段移位

骨折的部位（图11-1）
- 正中联合：中切牙中间位置
- 正中联合旁：尖牙远中和中切牙之间
- 下颌体：尖牙远中和第三磨牙远中之间
- 下颌角
- 下颌支
- 冠突
- 髁突

·髁突头

·髁突颈

下颌骨骨折的非手术治疗方法

治疗下颌骨骨折的最终目标是恢复伤前的咬合关系。同时也应注意恢复面部的轮廓、高度、对称性和投影。当下颌骨骨折段在没有感染的情况下达到解剖学复位，并且下颌活动恢复正常时，就完成了这些目标。

下颌骨骨折固定技术的应用取决于移位的程度和骨折的部位。对未发生移位的单纯性骨折，且患者的咬合关系与受伤前无变化时，推荐采用非手术方法治疗。

对下颌骨骨折行保守方法治疗的患者，应嘱咐其在治疗后 6 个月内进食流食，并且加强口腔卫生护理。对采取非手术方法治疗的下颌骨骨折患者，应每隔 1 或 2 周入院复查，密切观察骨折的愈合情况，直到骨折痊愈。在观察期，应评估患者的咬合关系维持情况，并确认是否有感染。只要出现 1 项预后不良的指征，就预示着可能需要采取手术方法治疗（表 11 - 1）。

表 11 - 1 下颌骨骨折非手术与手术治疗的临床指征

非手术治疗	手术治疗
单个部位的孤立性骨折	多个部位骨折
未发生移位	发生移位
单纯性骨折	粉碎性骨折
患者的咬合关系与受伤前无变化	保守治疗失败
	伴发感染

- 出院回家

·6周内流质饮食

·保持良好的口腔卫生：刷牙，并且每隔 2～4h 使用 Peridex（3M 公司生产）漱口一次

·2周内到诊所复诊，再次拍摄曲面断层片观察骨折愈合情况，并检查咬合关系

手术治疗

一般来说，粉碎性骨折、骨折段移位、感染或多发骨折的患者推荐采用手术方法治疗。急诊室通常采用的治疗方法为牙间结扎固定术，以及利用弧形金属板和金属丝或弹力带进行颌间固定闭合复位（maxillomandibular fixation，MMF；图 11-5）。

特殊骨折的治疗取决于骨折的部位。一旦确定采取手术方法治疗，在进行骨折段端复位时就应该尽可能地降低感染、疼痛和畸形愈合发生的可能性。如果骨折复位手术延迟超过5d，则手术前应该先用 bartion 绷带、外部颈托或采用颌间结扎术（MMF）固定骨折断端（详见第 7 章图 7-5）。开放性骨折固定术应该在伤后72h 内进行。

入院手术治疗的患者应：

- 预防性使用抗生素：克林霉素 600mg，静脉滴注，每 6h 一次

- 保证患者呼吸道通畅：下颌骨骨折的患者可能有舌底气道阻塞（撕裂伤导致），这种情况下可能需要切开气管

- 排除颈椎损伤

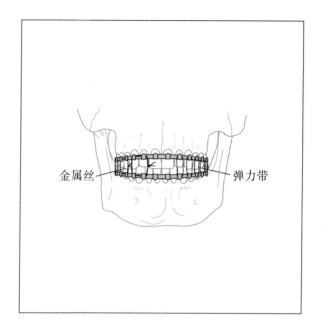

图 11 –5 下颌骨骨折闭合复位术，利用弧形金属板和金属丝或弹力带进行固定

- 术前禁食水
- 口腔卫生：刷牙并使用 peridex 漱口，每 2～4h 一次
- 静脉输液治疗（IVFs）
- 术前检查

髁突骨折

髁突骨折的治疗是采取保守性的闭合复位还是开放复位取决于骨折移位和偏斜的程度。对该部位骨折的治疗应该选择可以降低颞下颌关节强直发生概率的方法。闭合性复位一般主张应用于儿童患者，或者发生于颞下

颌关节囊内的高位骨折患者。如果颞下颌关节囊外或颅中窝内有明显的骨折移位，则主张采用开放复位内固定术（open reduction and internal fixation，ORIF）。关节囊内异物或闭合复位失败也是开放复位内固定术的适应证。

咬合关系正常的单侧非移位性骨折患者可以采取保守方法治疗。治疗后患者应采用流质饮食，并鼓励其进行康复锻炼以避免发生关节强直。

单侧移位性骨折合并咬合错位的患者在闭合复位治疗 7~10d 后开始进行康复锻炼。

面中部较稳定的双侧非移位性骨折患者可以采用闭合复位方法治疗。然而，双侧移位性骨折或面中部不稳定的双侧骨折应考虑 ORIF 治疗，至少一侧要保持下颌骨高度及恢复咬合关系。

髁突和下颌支骨折

单纯髁突骨折如果采用保守方法治疗，可以使患者正常开闭口。如果这些患者不能正常开闭口或伴随强烈的疼痛，应采用 ORIF。当髁突骨折并发下颌骨其他部位骨折时，则推荐采用 ORIF 以避免关节强直。

由于下颌支上附着的咀嚼肌的夹板机制，除非是严重移位，一般的骨折都比较稳定。孤立的下颌支骨折采用闭合复位方法处理。

下颌角骨折

下颌角是下颌骨最薄弱的部位，此外由于第三磨牙的存在，该处的解剖结构被进一步削弱。下颌角骨折通常继发于直接创伤并且为孤立性的。下颌角缺乏牙列，使来自咬肌和颞肌的力量明显分散，导致不可能采用闭合复位术恢复咬合关系。因此，下颌角骨折应采用 ORIF 治疗。

下颌体和正中联合骨折

由于这一区域牙列的存在，如果下颌体和正中联合骨折为单纯性的且较易复位，则可采用闭合复位治疗。如果牙列严重缺失或为粉碎性或不易复位的骨折，则考虑采用 ORIF。该部位骨折通常伴随对侧的髁突颈骨折，因此应仔细检查此类患者的髁突。

严重粉碎性骨折

这类骨折与患者严重的骨骼特质以及可能的软组织丢失有关，需要在手术室对创口进行清创和外固定术，建立气道和排除颈椎损伤也很重要。

第 12 章

手损伤的检查

◆ 病　史

　　1. 了解患者的基本信息：
- 年龄
- 性别
- 优势手
- 职业
- 其他疾病史

　　2. 了解与损伤有关的信息：
- 受伤部位
- 受伤原因
- 受伤时间
- 损伤的持续时间

◆ 体格检查

首先，对患手进行一般检查，包括以下几项：
- 确认患手是否有生理畸形
- 检查患手是否有出血、疼痛、肿胀、突发畸形及淤斑
  - 可提示为闭合性骨折
- 检查是否存在开放性伤口
- 记录既往瘢痕
- 评估手的姿势
  - 手指成角畸形提示可能存在脱位和骨折
- 触诊手指、手掌及手腕，评价其柔韧度
- 检查手的温度，以及手部皮肤是否干燥或湿润

若患者主诉手严重疼痛、麻木及肿胀，可能提示屈肌腱鞘炎，这些症状可用 Kanavel 征解释。

Kanavel 征：
- 腱鞘区疼痛
- 手指梭形肿胀
- 手指保持屈曲位
- 手指被动伸展时疼痛（Hallmark 征）

活动范围

检查休息状态下手的位置：如果手的自然弓形断裂，则提示肌腱受损。让患者活动手的所有关节，从指尖移向近端，观察其整体活动和各个关节的活动情况，见表 12 - 1。

表12-1 手各个关节的正常活动范围（ROM）

关节	屈曲度
远侧指间关节（DIP）	65°
近侧指间关节（DIP）	110°
掌指关节（MCP）	85°
拇指指间关节（IP）	90°
拇指掌指关节（MCP）	45~60°

注：ROM = range of motion，活动范围；DIP = distal interphalangeal point，远侧指间关节；PIP = proximal interphalangeal point，近侧指间关节；IP = interphalangeal point，指间关节；MP = metacarpophalangeal point，掌指关节

远侧指间关节（DIP）

从受伤手的手指远端观察至其指间关节，正常情况下该关节的活动度为伸直0°至屈曲65°。同时，观察因末端伸肌腱撕裂伤所致的槌状指，远侧指间关节（distal interphalangeal joints，DIP）呈屈曲位。将中节指骨固定，并伸直近侧指间关节（PIP），检查指深屈肌腱（flexor digitorum profundus，FDP）的功能。

近侧指间关节（PIP）

观察该关节从屈曲110°至伸直0°的整个活动情况。近侧指间关节不能屈曲的原因包括指浅屈肌（flexor digitorum superficialis，FDS）或肌腱断裂、掌侧板断裂或手掌内侧肌肉挛缩。该关节不能伸直的原因可能是伸肌组织受损（纽孔畸形：Boutonniere 畸形）或屈肌组织挛缩。

掌指关节

　　手指掌指关节（meta car pophalangeal，MCP）的活动度从屈曲 85°至伸直 0°。通常情况下，在发生撕裂伤时可能会暴露肌腱或关节囊。当发生冲击伤时，关节上可出现开放性撕裂伤，以及第 5 掌骨头突出度降低，提示可能存在第 5 掌骨颈骨折（Boxer 骨折）或关节脱位。当肌腱或掌侧板发生嵌顿时，则复位的难度增加。

拇指关节

　　拇指的掌指关节活动度一般为从屈曲 45° ~ 60°，至伸直 0°。观察掌指关节（MCP）和腕掌关节（carpometacarpal，CML）的桡偏、尺偏及其疼痛程度。掌指关节桡侧偏斜为尺侧副韧带受损的指征（即 Gamekeeper 指，又称"守门员指"）。

常见手部畸形

纽孔畸形（Boutonniere 畸形）

　　● 表现为近侧指间关节屈曲，远侧指间关节背伸，为中节指骨的伸肌附着点断裂和侧束向掌侧移动所致

"鸭颈"畸形

　　● 表现为近侧指间关节过伸，远侧指间关节屈曲，为侧束紧缩和掌侧板松弛所致

手外肌（表 12 - 2）

屈肌组

每个手外屈肌负责 1 个或以上的关节屈曲，必须小心分离并逐一检查各肌腱。屈肌受损部位可能在前臂肌

表 12 - 2　手部关节的内、外侧屈肌和伸肌

关节	屈肌	伸肌
远侧指间关节	指深屈肌	蚓状肌，骨间肌
近侧指间关节	指深、浅屈肌，指小屈肌，拇短屈肌	指总伸肌，蚓状肌，骨间肌
掌指关节	蚓状肌，骨间肌	指总伸肌，示指伸肌，指小伸肌，拇短屈肌
拇指指间关节	拇长屈肌	拇长伸肌
腕关节	桡侧腕屈肌，尺侧腕屈肌，掌长肌	尺侧腕伸肌，桡侧腕长伸肌，桡侧腕短伸肌

注：FDP = flexor digitorum profundus，指深屈肌；FDS = flexor digitorum superficialis，指浅屈肌；FDM = flexor digiti minimi，小指屈肌；FPB = flexor pollicis brevis，拇短屈肌；EDC = extensor digitorum communis，指总伸肌；FPL = flexor pollicis longus，拇长屈肌；EIP = extensor indicis proprius，示指伸肌；EDM = extensor digiti minimi，小指伸肌；EPB = extensor pollicis brevis，拇短屈肌；EPL = extensor pollicis longus，拇长伸肌；FCR = flexor carpi radialis，桡侧腕屈肌；FCU = flexor carpi ulnaris，尺侧腕屈肌；PL = palmaris longus，掌长肌；ECU = extensor carpi ulnaris，尺侧腕伸肌；ECRL = extensor carpi radialis longus，桡侧腕长伸肌；ECRB = extensor carpi radialis brevis，桡侧腕短伸肌

腹或手的肌腱部位。手指的屈肌包括指深屈肌（FDP）、指浅屈肌（FDS）和拇长屈肌（FPL）。尺侧腕屈肌（FCU）和桡侧腕屈肌（FCR）的联合作用使手腕屈曲，同时继发手指屈肌的舒张。

检　查

指深屈肌（FDP）：保持近侧指间关节伸展，嘱患者屈曲远侧指间关节。如果不制动其中一个关节，指深屈肌可以同时屈曲这两个关节（图 12 − 1）。

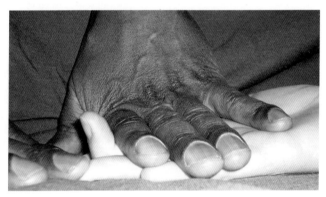

图 12 −1　指深屈肌（FDP）的体格检查。制动近侧指间关节，分离指深屈肌，从而减少指浅屈肌肌腱的协同作用

指浅屈肌（FDS）：除受检手指外，固定其余全部手指并使两个关节（远、近侧指间关节）伸展。让患者弯曲手指，如果指浅屈肌未受损，则近侧指间关节可弯曲。当指深屈肌同时被牵拉时，指浅屈肌的肌腱和肌腹可独立活动。因此，伸展时只有固定所有手指才可以检测每个指浅屈肌肌腱（图 12 − 2），示指深屈肌除外。为测定示指的指浅屈肌是否完好无损，可以让患者在拇指

和示指间夹一张纸片，如果示指的近侧指间关节可以屈曲（为指浅屈肌的作用），则提示指浅屈肌未受损；如果近侧指间关节仍保持伸展，则提示指浅屈肌受损。有15%的人没有小指指浅屈肌，另有15%的人的该肌没有功能。

拇长屈肌（FPL）：让患者弯曲其拇指的指间关节。

伸肌组

手外伸肌前臂背侧的肌腹受损可以一直到达末端指骨。这些肌肉被分隔成6组。当近侧指间关节和远侧指间关节受到手内、外侧伸肌的联合作用伸展时，掌指关节才在手外伸肌的作用下伸展。手外伸肌的分组和检查方法如下：

第1组：拇长展肌（APL；外展拇指）和拇短伸肌（EPB；伸掌指关节）

- APL：在手掌平面外展拇指（图12-3）
- EPB：伸展掌指关节
- 握拇尺偏试验（Finkelsten试验）：用于检查是否有桡骨茎突狭窄性腱鞘炎（即de quervain腱鞘炎）。首先让患者屈曲大拇指，然后握拳，手向尺偏，Finkelsten征阳性患者会出现疼痛（图12-4）

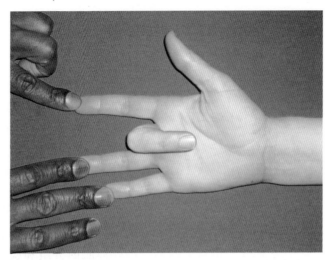

图 12-2　指浅屈肌（FDS）的体格检查。制动其余手指于伸展位，以减少指深屈肌对手指的协同弯曲作用

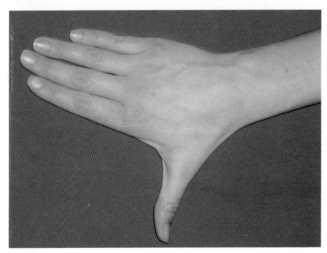

图 12-3　拇长展肌（APL）和拇短伸肌（EPB）的体格检查

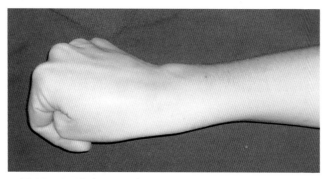

图 12 - 4 握拇尺偏试验（Finkelsten 试验；详见正文）

第 2 组：桡侧腕长、短伸肌（伸展手腕）

● 握拳：对抗阻力使手腕伸展

第 3 组：拇长伸肌

● 将手平放在桌面上，然后将拇指翘起，离开桌面（图 12 - 5）

第 4 组：指总伸肌（EDC）和示指伸肌（EIP）

● 指总伸肌：背伸所有手指

● 示指伸肌（EIP）：嘱患者保持示指伸直，并弯曲其余各指。因指总伸肌（EDC）肌腱为成组的，因此彼此不能独立活动

第 5 组：指小伸肌

● 伸直小指，其余手指握拳

第 6 组：尺侧腕伸肌

● 尺侧背伸手腕，在第 5 掌骨触摸伸肌腱

手内肌（表 12 - 2）

肌腹和肌腱都包含在手内的肌肉称为手内肌。这些肌肉的共同作用使指间关节（IP）伸直的同时，屈曲掌

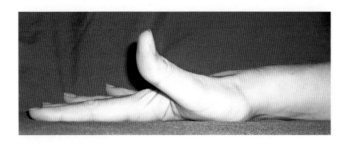

图 12 – 5　拇长伸肌的体格检查

指关节（MCP）。手内肌的分类以及相应的检查方法如下：

　　大鱼际肌：拇短展肌，对掌肌，拇短屈肌

　　●触诊大鱼际的突起部位，如果突起部位肥大，考虑正中神经受损。检查方法：让患者将拇指与小指的指腹做对抗运动

　　拇收肌：聚拢手指

　　小鱼际肌：小指收肌，小指屈肌，小指对掌肌

　　●触诊小鱼际的突起部位。检查方法：让患者外展小指

　　骨间肌：掌指（MCP）屈曲和指间（IP）伸展

　　●背侧：手指外展

　　●掌侧：手指内收

　　·保持指间关节伸展，并让患者屈曲掌指关节

　　蚓状肌：掌指（MCP）屈曲和指间（IP）伸展

　　●保持掌指关节屈曲，让患者背伸指间关节

◆ 手部血管的检查

　　查看手是否冰冷、充血或水肿。通过聚拢指尖和充

盈计时来检查毛细血管的充盈情况，2～3s 为正常。检查指尖是否有蓝色或坏死的斑点。

触诊桡动脉和尺动脉，若不能触及，可用多普勒超声检查。通过 Allen 试验来判定手掌血管弓的完整性。首先，检查者压闭患者的桡、尺侧动脉，同时让患者握拳。然后，让患者松开已排出血液的手，检查者松开桡动脉，观察手的颜色是否恢复至正常的粉红色；然后，检查者松开尺动脉重复此操作。如果患者不能握拳，则用多普勒超声寻找手掌血管弓，压闭桡、尺动脉并查看血管弓中是否有多普勒血流信号，然后对尺、桡动脉进行检测。确保检查到手掌血管弓的整个血液运行路径。然后使用上述检查方法检查每个手指动脉。

◆ 神经检查

手的主要神经为桡神经、尺神经和正中神经，表 12-3 列出了这 3 条神经的分布位置和支配区域。首先观察患者的手背，判定其桡侧分布区是否有感觉。

然后，将手翻至掌面，判定患者由桡神经支配的 3 个手指和手掌（由正中神经支配）的一般感觉，一定要检查手掌近身体侧部位的感觉，最后再检查手掌和手背尺侧部分（由尺神经支配）的感觉。

判定指神经是否完好无损需行 Weber 试验。用卡尺或曲别针测量两点辨别觉的最小距离。两指腹之间的正常距离为 2～3mm，从事重体力劳动工作者的两点辨别觉为 5～6mm，盲人为 1～2mm。可能需要对患者 10 次检查中的 7 次进行修正，才能得到可靠的两点辨别觉。

表 12 - 3 手的神经及其支配区域

神经	运动支	感觉支
桡神经	三头肌支	背侧腕关节囊
	肘（后）肌	桡侧手背
	肱桡肌	至近侧指间关节拇指、示指及
		中指背侧至近侧指间关节的
	肱桡肌	环指桡侧半
	桡侧腕短伸肌	
	桡侧腕长伸肌	
	尺侧腕伸肌	
	指总伸肌	
	示指固有伸肌	
	小指伸肌	
	拇长展肌	
	拇长伸肌	
	拇短伸肌	
尺神经	尺侧腕屈肌	手背尺侧半
	指深屈肌（小指和环指）	小指掌背侧，环指掌背侧尺侧半
	掌短肌	
	背侧骨间肌	
	掌侧骨间肌	
	环指、小指蚓状肌	
	拇收肌	
	拇短屈肌深腹	
	小鱼际肌	
	小指展肌	
	小指伸肌	
	小指对掌肌	

（续）表 12 - 3

神经	运动支	感觉支
正中神经	旋前圆肌	腕掌侧，拇指、示指、中指、环指远侧和指间关节延续的桡侧半
	旋前方肌	
	掌长肌	
	桡侧腕屈肌	
	指浅屈肌	
	指深屈肌（示指和中指）	
	掌长屈肌	
	示指、中指蚓状肌	
	大鱼际肌	
	拇短展肌	
	拇对掌肌	
	拇短屈肌浅腹	

上肢运动神经功能的检查方法为诱发特殊运动单元的收缩。

肌皮神经：屈曲肘部

桡神经：刺激肘部伸展

正中神经：腕、手指（示指和中指），以及拇指弯曲

尺神经：腕、手指（环指和小指），手指内收和外展的手内运动

桡神经：腕、手指（掌指关节）和拇指背伸

特殊的神经 - 肌肉关联见表 12 - 3。在评价肌肉的运动功能时，医学研究委员会制订的肌肉评分系统有助于肌力的测定（表 12 - 4）。

表 12 - 4 医学研究委员会制订的肌肉评分系统

观察内容	肌肉评分等级
无收缩	0
轻按及划痕时收缩	1
主动运动不能对抗重力	2
主动运动可对抗重力	3
主动运动可对抗重力和阻力	4
正常肌力	5

第 13 章

手与腕的麻醉与固定

◆ **麻 醉**

神经阻滞麻醉不仅能使患者感到舒适，而且有助于医生显露和修复上肢的损伤。

- 1% ~2% 的利多卡因
  - 中毒剂量 >4mg/kg
- 1% ~2% 的利多卡因加 1 : 100 000 的肾上腺素
  - 中毒剂量 >7mg/kg
- 0.25% 的丁哌卡因（雅培制药，雅培机构，IL）
  - 中毒剂量 >2.5mg/kg
- 1 : 1 的利多卡因和丁哌卡因混合麻醉药
  - 毒性与二者相同
  - 毒性无叠加作用

局部注射麻醉

- 稀释浓度

·用无菌生理盐水进行稀释

　　■ 当注射区域为大面积时，溶液总量增加，而不增加麻醉药的剂量

　　■ 可以增加所需麻醉药的总量

- 缓慢注射局部麻醉药

　　·当血清浓度达到峰值时表现出毒性

　　·每侧依次分别注射而非仅在 1 个部位注射全部剂量

　　·全部局部麻醉药的扩散所需时间较长，这有助于降低血清峰浓度

- 加肾上腺素

　　·有效浓度为 1：1 000 000

　　·提高麻醉的安全性并减少麻醉药用量

　　·改善止血，从而减少手术持续时间

　　·可以避免二次注射

　　·有心脏病史者慎用

　　·肾上腺素不能用于手指麻醉和儿童患者

- 加碳酸氢盐

　　·降低使用局部麻醉药时的烧灼感

　　·每 9mL 局部麻醉药中加入 1mL 的 1mol/L 的碳酸氢盐

- 考虑使用混合麻醉药

　　·利用每种局部麻醉药的有利特性使用 1 种以上的麻醉药

　　·短效麻醉药（利多卡因）加长效麻醉药（丁哌卡因）

　　·既能保证麻醉时间较长，同时也不会引起单一

麻醉药的毒性

  ·混合麻醉药的毒性并不会比单一麻醉药的毒性高

  ·多种麻醉药组成的混合液的毒性不会叠加

 ●注射前回抽针管以确保麻醉药未进入血管

指神经阻滞麻醉

  每根手指由 2 条掌侧神经和 2 条背侧神经支配。指总神经和背侧感觉神经阻滞的进针部位为背侧。将 1mL 麻醉药用 25G 针头旋转注入掌指关节的伸肌部位阻滞背侧感觉神经。针头应在指根两侧的指间部位的手背处进针,直达掌侧。每侧均注射 1mL 局部麻醉药,完成指神经阻滞麻醉。

  或者,也可以直接将 1~3mL 麻醉药注射在指间背侧相邻区域和掌指关节上方来阻滞指神经(图 13-1)。切记进行指神经阻滞时不能行环形注射,以免损害后续的血液循环。

腕部神经阻滞麻醉

  腕部神经阻滞包括正中神经、尺神经和桡神经的麻醉。在前臂中段使用止血带可增加腕部阻滞的效果。腕部神经阻滞的实施方法如下:

  正中神经:用 25G 针头,麻醉药量 5mL,进针部位为近侧腕横纹掌长肌与桡侧腕屈肌之间的腕皱褶处。避免将药物直接注入正中神经。在注射过程中若患者感到刺痛,回抽针头 1~2mm 再进行注射。

  尺神经:麻醉药量 5mL,屈腕,在尺侧腕屈肌肌腱

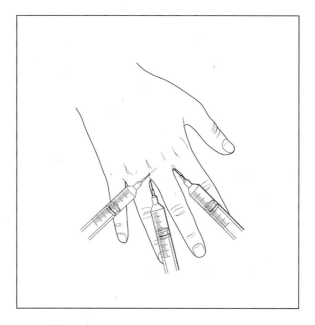

图 13 – 1 指神经阻滞

对应的腕皱褶处的桡侧进针。切勿将麻醉药注入尺动脉，牢记进针后首先要回抽注射器。

桡神经 – 浅支：麻醉药量 5mL，进针部位为手腕背侧中点至鼻烟窝桡侧缘之间（图 13 – 2）。进针后应回抽注射器以免注入桡动脉。

◆ 夹板固定

正确的夹板固定对骨折和脱位的修复至关重要。夹板的作用是在肌腱、神经和动脉的修复过程中防止牵拉和破坏。在手感染和软组织创伤时，使用夹板可以防止

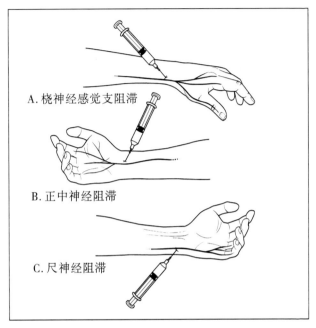

A.桡神经感觉支阻滞

B.正中神经阻滞

C.尺神经阻滞

图 13-2 腕部阻滞。A. 桡神经感觉支阻滞。B. 正中神经阻滞。C. 尺神经阻滞

骨功能失调和软组织挛缩。夹板固定还能减轻患者的疼痛和不适感。

一般程序（图 13-3A）

● 对患者使用局部阻滞或区域阻滞麻醉，使其在行夹板固定时无疼痛感

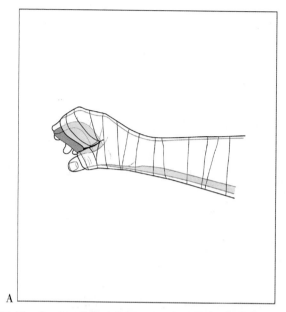

图 13-3 A. 手掌的夹板固定，灰色阴影为石膏位置

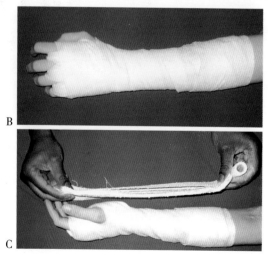

（续）图 13-3 B~H. 放置石膏夹板的步骤，详见正文所述

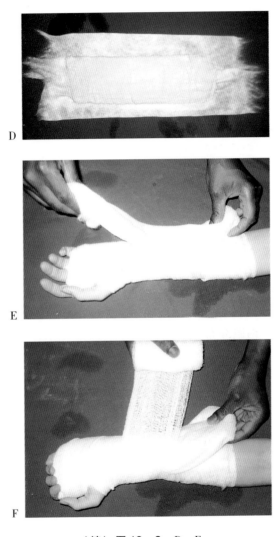

D

E

F

（续）图 13 - 3　D ~ F

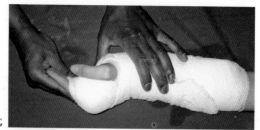

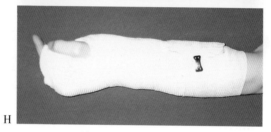

（续）图 13 - 3　G ~ H

- 夹板固定所需材料（1in = 25.4mm）
  - 网眼纱布（Kendall 公司生产）
  - 约 10cm 的棉布
  - 约 10cm 的石膏材料
  - 约 10cm 的自黏绷带
- 受伤后，清洁患肢并使其干燥
- 用单层纤维网纱（Kendall 公司生产）松弛地环绕于手和前臂
- 测量夹板的长度，按此长度截取 10 层石膏材料，也可以使用预制石膏或玻璃纤维复合绷带
- 浸湿石膏材料，将其包裹于手和前臂的理想位置
- 将石膏放在纤维棉网纱上（图 13 - 3D）
- 用单层网眼纱布缠绕并固定住手和前臂的石膏材料
- 将单层绷带或自粘绷带松弛地缠绕在夹板上

- 外周网套应松弛，避免造成压迫
- 抬高患肢，避免夹板固定期间发生体位性水肿
- 向患者讲解夹板固定后随访期间需要观察的事项，尤其是门诊患者，以便评价水肿手指的血液循环情况及确定拆除夹板的时间

夹板类型

掌侧夹板（图 13 -3）

- 最常用于手桡侧损伤
- 示指和中指骨折
- 腕部神经血管损伤
- 前臂感染
- 掌骨骨折

固定部位（手内肌位）

- 前臂近端至远侧掌指关节
- 用于前臂、腕部和手的掌侧面
- 可包含示指至小指
- 不固定拇指
- 手腕背伸 35°
- 掌指关节屈曲 90°
- 近侧或远端指间关节屈曲 0° ~ 10°
- 伸肌腱损伤时，将掌指关节置于伸直位

尺侧管状夹板（图 13 -4）

- 尺侧损伤
- 环指和小指骨折
- 环指和小指感染

- 伸肌腱损伤
- 尺侧掌骨骨折

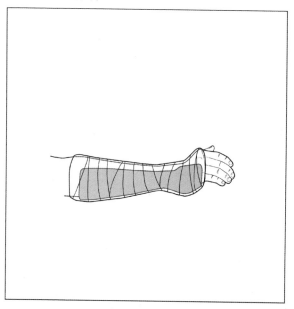

图 13 - 4　尺侧管状夹板。灰色阴影为石膏夹板的位置

固定部位

- 固定前臂近端至远端指间关节
- 前臂或腕的尺侧掌面至手背中部
- 包含环指和小指
- 不固定拇指、示指和中指
- 手腕背伸 35°
- 掌指关节屈曲 90°
- 近侧或远端指间关节屈曲 0° ~ 10°

拇指人字形夹板（图 13 – 5）

- 拇指损伤最通用的夹板
- 拇指骨折和脱位
- 拇指和手掌感染
- 拇指肌腱损伤
- 舟骨损伤
- 第一掌骨骨折

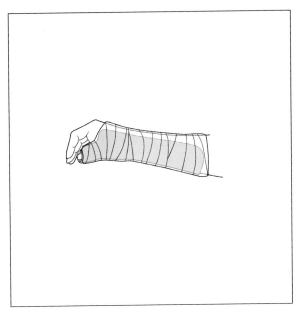

图 13 – 5 拇指人字形夹板。灰色阴影为石膏夹板的位置

固定部位

- 固定前臂近端至指间关节
- 使用 2 块石膏夹板
  - 1 块放置在前臂（或腕部）和拇指的掌侧

- ·1 块放置在至手背中部的桡侧面
- 不固定其余 4 指
- 手腕背伸 35°
- 舟骨损伤
- 掌指关节屈曲 10°～15°
- 伸肌腱损伤时，置掌指关节于伸直位
- 指间关节屈曲 0°～10°

伸展限制型夹板（图 13－6）

- 屈肌肌腱损伤
- 近、中节指骨骨折（图 13－7）

固定部位

- 固定前臂近端至远端指间关节
- 固定前臂、腕部和手的背侧面
- 包含示指至小指
- 手腕屈曲 45°
- 掌指关节屈曲 90°
- 近端指间关节屈曲 45°
- 远端指间关节屈曲 20°

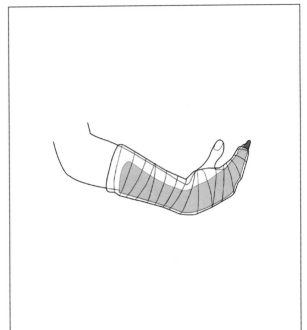

A

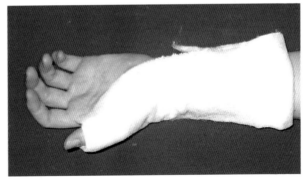

B

图 13-6　A、B. 伸展限制型夹板。灰色阴影为石膏夹板的位置

· 夹板从前臂近端至远端指间关节
· 包含前臂背面
· 包含相邻的手指
　■ 手腕保持中立或轻度背伸位
　■ 掌指关节屈曲 70°～90°
　■ 指间关节伸直

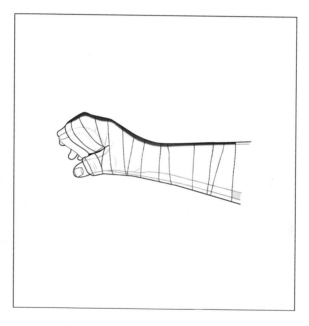

图 13 - 7　手背侧伸展限制型夹板

第 14 章

手与腕的骨折与脱位

◆ 手

体格检查

全面的体格检查是评价神经、血管、肌肉、骨骼及皮肤系统完整性的重要保证。手的 X 线摄片应包括轴位、正侧位和斜位片。在对手掌骨折和腕部损伤进行筛查时，推荐采用 CT 扫描。

骨折类型

- 开放性骨折和闭合性骨折
- 移位性骨折和非移位性骨折
- 横形骨折、斜形骨折、螺旋状骨折、粉碎性骨折和撕脱性骨折
- 创伤性骨折和病理性骨折
- 成人骨折和儿童骨折

· 儿童骨折：青枝骨折、骺板骨折

· 骺板骨折：按 Salter-Harris 法进行分类

骨折的治疗

通常情况下，当患者的手发生骨折时，检查者可以在急诊室进行闭合复位和夹板固定等治疗。但是，当骨折为开放性、移位性、不稳定性或成角过大时，必须进行手术治疗。

开放性骨折

● 指神经或腕部神经阻滞麻醉

● 保护骨折创面并对创面进行彻底冲洗

● 使用 IV 类抗生素（急诊室或住院治疗）

· 氨苄西林 500g，静脉注射，每 8h 一次；联合庆大霉素 3～5mg/kg，每天 1 次。每隔 8h 检测峰浓度和血清水平

· 万古霉素 1mg/kg，静脉注射，每 12h 一次；联合头孢曲松钠 1～2mg/kg，静脉注射，每 24h 一次

· 在门诊对计划延迟手术的患者预防性使用抗生素，包括杆菌肽静脉滴注和口服，每天 2 次

● 对准备行手术复位的患者，应冲洗创口并对患手进行固定

指骨和掌骨骨折

手术适应证

● 关节内骨折

● 不能复位的骨折

● 旋转不良的骨折

- 指骨头下骨折
- 移位和成角的开放性骨折
- 骨缺失
- 多发骨折
- 骨折伴软组织损伤

指骨骨折

远节指骨骨折

远节指骨骨折是手部最常见的骨折。最常累及拇指和中指。患者表现为指端粉碎性骨折、指骨体骨折，以及因挤压所致的关节内损伤。

指端粉碎性骨折

开放性骨折

- 行手指和腕部神经阻滞麻醉
- 去除指甲
- 冲洗伤口
- 用 6.0~7.0 铬丝线修复甲床并用印模膏固定甲母质（详见第 17 章图 17-2）
- 用压舌板或铝制夹板于伸直位制动远侧指间关节3~4 周，近侧指间关节不固定
- 如果为严重的粉碎性骨折，在用夹板固定骨折部位之前，应充分修复软组织
- 静脉滴注和口服杆菌肽，每天 2 次

闭合性骨折

- 行手指和腕部神经阻滞麻醉
- 如果存在有甲下血肿，可用钻（无菌的 18G 注射针头）、烧过的曲别针或者电烙器等来引流血肿

·若血肿面积超过甲床的 50%，则可能存在甲床损伤

●清除血肿，修复甲床，用铬包中的箔片进行夹板固定或用自身的指甲进行固定（详见第 17 章图 17 - 2）

·用夹板固定手指 2 周

·患者在门诊用抗生素治疗 5d

手指干骨折

●骨折无移位

·应修复软组织

·用夹板固定 3 周

·静脉滴注和口服杆菌肽，每天 2 次

●移位性骨折

·可能存在甲床撕裂

·应修复甲母质（详见第 17 章图 17 - 2）

·用克氏针或 18G 注射针头固定骨折段

·用手指夹板固定 3 周，不固定近侧指间关节

·患者在门诊用抗生素治疗 5d

关节内骨折

●开放性骨折

·应修复甲床

·用夹板于伸直位固定远侧指间关节 6 ~ 8 周

·患者在门诊使用抗生素治疗

●闭合性骨折

·固定远侧指间关节于伸直位

背侧基底部骨折

关节内背侧基底部骨折（槌状骨折）是指骨背侧与

伸肌结构断裂导致的过度屈曲性损伤，可引起伸肌滞后伴槌状指畸形。治疗需要患者具有严格的依从性。儿童则需要用克氏针经远侧指间关节固定

- 用夹板于伸直位固定远侧指间关节 6~8 周

掌侧基底部骨折（指深屈肌撕裂）

掌侧基底部骨折是指远侧指节的深屈肌撕脱而致的过伸损伤

- 治疗需行 ORIF，因为指深屈肌可能回缩入掌
- 在急诊室用压舌板或铝制夹板固定
- 如果为开放性骨折，则需冲洗、修复甲床，使用抗生素，并用夹板固定

中节和近节指骨骨折

中节和近节指骨骨折通常是由冲击力而非直接的打击、扭转或成角的力量导致。如果骨折未发生移位或比较稳定，可简单地用石蜡膜带或用指间夹板于伸直位固定 3~4 周即可。接近关节面的中节或近节指骨粉碎性、移位性骨折称为 Pilon 骨折。

关节骨折

- 急诊处理方法
  - 单指骨折：确定所累及的关节处于伸直位
    - 用铝制夹板或压舌板固定
  - 多指骨折：用夹板将手指固定于手内肌过伸状态
  - 门诊随访治疗情况
- 骨折无移位：有潜在不稳定性骨折的患者

·采用闭合性骨折复位术或开放性手术进行治疗，也可用多根克氏针、螺钉或两者联合应用进行固定

·若选择非手术治疗则需对患者进行密切随访

- 移位性骨折
  ·中节指骨背侧基底部骨折
    ■ 行 ORIF 以避免钮孔状畸形
  ·近节指骨背侧基底部骨折
    ■ 需行 ORIF
- 单髁骨折（移位性）
  ·对此类骨折采用闭合或开放复位手术均具有潜在的不稳定性，可以用多根克氏针或螺钉进行固定
  ·用夹板将手指固定于伸直位 2～3 周
- 双髁骨折
  ·需行 ORIF
  ·非粉碎性骨折
    ■ 首先将两髁骨之间固定，然后用多根克氏针或螺钉固定髁骨与指骨干
  ·粉碎性骨折
    ■ 治疗难度较大
    ■ 远侧指间关节（DIPJ）

○ 轻微移位者：行闭合复位手术治疗
　　□ 并用夹板将手指固定于伸直位 2 周
　　□ 在进行固定的 2 周内可以进行其他物理治疗

○移位性骨折
　　□ 行 ORIF，并用克氏针或螺钉固定
　　□ 治疗 2 周后即可尽早开始活动

■ 近侧指间关节

○在前臂夹板辅助下，对中节指骨行骨牵引 3 ~ 4 周

○并在牵引的同时立刻开始主动屈曲近侧指间关节

非关节骨折

● 指骨干骨折

·未发生移位的稳定性骨折，无旋转、成角及粉碎性骨折

■ 用铝制夹板将手指固定于伸直位

□ 夹板固定时必须包含近侧和远侧指间关节

□ 固定时间为 1 周

□ 疼痛或肿胀消退后去除石蜡膜带，关节开始进行活动

·移位性但可采用闭合复位治疗的骨折

■ 通常为横形而非斜形或螺旋形骨折

■ 应尝试进行复位和固定

□ 采用指神经阻滞麻醉（详见第 13 章图 13 – 1）

□ 让患者最大限度地屈曲掌指关节

□ 让患者屈曲远侧断端指节以矫正掌侧成角

□ 用背侧夹板将手指固定于手内肌过伸位

▲ 将石膏置于患指背侧以限制手指背伸，掌指屈曲 90°，指间伸直，用夹板固定时应包含邻指，以增加稳定性

□ 先用夹板固定 3 周，再用石蜡膜带固定 2 周

·不稳定性骨折——具有潜在的旋转或成角畸形

■ 开放性、斜形、螺旋形或粉碎性骨折

- X 线片可见成角
- 评价患者手指的屈曲功能
  - 手指重叠
  - 可以采用闭合复位，并行经皮穿钉内固定3～4d
  - 使用的钉子长度为 1.067～1.372cm
- 不稳定性横形骨折
  - 用克氏针经掌骨头髓内纵向固定
  - 用背伸阻挡支具将手指固定于手内肌过伸位3～4周，不固定指间关节
- 粉碎性骨折
  - 需手术治疗
  - 常用外固定方法
    - ▲首先要保留手指长度
    - ▲同时处理软组织损伤
- 对不能成功经皮穿钉者行 ORIF，并用小金属板或骨间钢丝固定

近节指骨基底部骨折

- 关节外骨折
  - 成角成人 >25°、儿童 >30°需治疗
  - 复位方法
    - 最大限度地屈曲掌指
    - 远侧断端屈曲以矫正掌侧成角畸形
  - 将石膏置于患指背侧以限制手指背伸，并用夹板将手指固定于手内肌伸位 3 周
  - 当闭合性复位失败时

■ 改用克氏针固定

掌骨骨折

掌骨头骨折

- 开放性骨折，成角为 2°至握拳（斗殴咬伤）
  - ·手腕或局部阻滞麻醉
  - ·对创口进行高压冲洗并清创
  - ·保持创口开放
  - ·尽可能延长固定时间，直至固定指征消失
  - ·用掌侧夹板将手掌固定于手内肌过伸位（详见第 13 章图 13－3）
  - ·同时给予奥格门汀 875mg，口服，每天 2 次，连用 10d
  - ·治疗后短期随访
- 示指因轴向受力而最常受累，通常发生关节内骨折
- 行正位、侧位及斜位 X 线摄片；如果上述体位摄片不清晰，则行布氏（Brewerton）位 X 线摄片
- 无移位性骨折：掌侧夹板固定 4 周（详见第 13 章图 13－3）
  - ·若移位距离＞关节面的 25%，或为＞1mm 的深凹陷，则用夹板将手掌固定于功能位，准备行 ORIF
  - ·优先选择采用小钢板固定，以利于手的早期活动（详见第 13 章图 13－3）
- 若骨折为粉碎性，则需行腕部阻滞麻醉，冲洗伤口
  - ·用夹板将手掌准确固定于功能位

·制动时间估计为 2 周，并行骨牵引、外固定或关节成形术

掌骨颈骨折

- 复位指征
  - 爪形手（尺神经受损导致手成爪状）
  - 掌指关节过伸或近侧指间关节过度屈曲
  - 旋转畸形
  - 剪刀样指
  - 不能接受的成角角度

背侧顶部成角畸形常发生于手内肌挛缩，根据成角的角度采取不同的治疗方法：

- 小指（拳击手骨折）：50°的成角为可接受范围内
- 环指：30°～40°的成角为可接受范围内
- 中指和示指：10°～15°的成角为可接受范围内

成角角度在可以接受的范围外，同时存在爪形手或旋转畸形时的治疗方法为：

- 新鲜骨折应尝试采用闭合复位
- 骨折时间 >7d 时可能需要行手术复位
- Jahss 手法闭合复位的具体操作步骤：首先行腕部阻滞麻醉（拳击手骨折也采用腕部阻滞麻醉）
- 然后屈曲掌指关节和近侧指间关节至 90°
- 在向下按压掌骨干的同时向上推近节指骨（图 14 - 1）
  - 若复位成功，用夹板将手掌固定于功能位 3～4 周，并定期监测复位的第 2、3 掌骨。

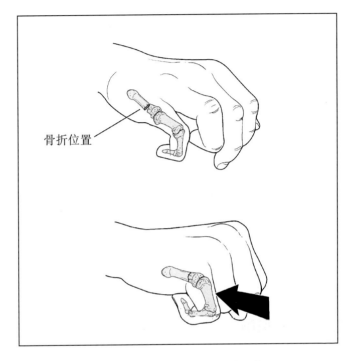

骨折位置

图 14-1 掌骨骨折的 Jahss 手法复位

· 对第 4、5 掌骨骨折采用尺侧管型夹板固定（详见第 13 章图 13-4）

· 若复位失败，可用克氏针、钢板或背侧张力钢丝行内固定

■ 并用夹板确保将手掌固定于功能位

· 复位后行 X 线检查进一步确定

掌骨干骨折

掌骨干骨折的分型包括：

螺旋形骨折：扭转的外力不良旋转 5° 导致 1.5cm 的断端重叠

　　斜形骨折：横向弯曲力，伴轴向荷载

　　横形骨折：横向弯曲力，伴轴向荷载

　　粉碎性骨折：外力直接作用于掌骨，形成短缩骨折

　　若成角角度可以接受（见上述掌骨颈骨折部分），则可在腕部阻滞麻醉下行闭合复位及牵引治疗。

- 屈曲掌指关节（MP）
- 用手掌直接按压骨折顶角背侧
- 用夹板将手掌固定于掌内肌过伸位

　　如果为多发骨折，且骨折为不稳定性或开放性，或者骨折部位成剪刀样和伴有严重的成角畸形，则需要用克氏针、髓内针、小钢板、拉力钉等行 ORIF，或者给予外固定治疗。在急诊室，检查者应将患手置于功能位并用夹板将其固定。

基底部骨折或腕掌关节骨折和脱位

　　这类骨折是由轴向荷载与直接暴力导致的一种潜在的不稳定性骨折。示指和中指由于活动度较小而不容易发生此类骨折。钩骨 – 第 5 掌骨关节内骨折是一种婴儿型（反向）贝内特（Bennett）骨折。

- 由于尺侧腕伸肌牵拉第 5 掌骨，在 X 线片中可以看到第 5 掌骨的尺侧部分的近端和背侧半脱位
- 克氏针闭合复位或 ORIF。在急诊室检查者将患手用掌侧夹板固定于功能位（详见第 13 章图 13 – 3）

拇指骨折

　　由直接暴力以及成角或旋转的力量导致的骨折。

拇指指骨骨折

　　关节外骨折：

- 近侧指骨骨折掌侧成角超过 20°～30°时，则需要复位
- 远端指骨头骨折：伴有甲下血肿、甲床损伤和粉碎性骨折
  - ·指神经阻滞麻醉
  - ·拔甲
  - ·彻底冲洗
  - ·修复甲床
  - ·用压舌板或铝制夹板将拇指固定于伸直位 3～4 周。
- 拇指干横形骨折
  - ·手指或腕部神经阻滞麻醉
  - ·闭合复位
  - ·用夹板将拇指固定于伸直位，若为不稳定性骨折则行 ORIF

关节内骨折：通常因轴向荷载作用于轻度屈曲的拇指导致

- 背侧基底部撕脱，即槌状拇指
  - ·用夹板将拇指固定于伸直位 6～8 周
  - ·若有臼下脱位，可考虑行 ORIF
- 掌侧基底部骨折
  - ·可能存在拇长屈肌撕裂
- 尺侧基底部骨折表现为尺侧副韧带撕裂和"滑雪者"拇指或"守门员"拇指
- 当骨折端移位 >2mm 或 >25% 的关节面时，应用克氏针固定，或行 ORIF
- 在急诊室处理时，应用拇指人字形夹板固定（详

见第 13 章图 13－5）

拇指掌骨骨折

掌骨头和掌骨干骨折是扭力、直接应力及成角或旋转力量所致

关节外骨折：

● 由于腕掌关节的代偿，掌骨骨折成角 < 30°可以接受

● 掌骨头骨折：较罕见，需行复位和用克氏针固定；若发生移位则行 ORIF，也可以尝试采用 Jahss 手法行闭合复位

● 掌骨干骨折：在腕部行桡神经和正中神经阻滞麻醉后进行闭合复位，并用拇指人字形夹板固定（详见第 13 章图 13－5）

关节内骨折：

● 贝内特骨折：通常在拇指轻度屈曲时受到轴向荷载导致

·关节内骨折指第一掌骨基底部骨折和半脱位。X 线显示掌骨基底部的掌尺侧因前斜韧带的作用仍保持稳定，而掌骨的其余部分则向背侧、近端移位，同时因拇长展肌的牵拉向桡侧移位

·如果骨段移位 > 腕掌关节关节面的 20%，则行闭合复位并用钢针固定

·如果不能行闭合复位，则行 ORIF

·在急诊室处理时，可采用人字形夹板固定拇指，并准备进行手术治疗（详见第 13 章图 13－5）

*罗兰多骨折（Rolando 骨折）：*除传统 Y 型或 T 型骨折外的第一掌骨基底部任何形式的粉碎性骨折。

·如果为严重的粉碎性骨折，使用骨牵引并行经皮内固定治疗

·若有大的骨折块，只能行 ORIF

·急诊室时，采用人字形夹板固定拇指（详见第 13 章图 13 - 5），并准备采用手术治疗

儿童手指和掌骨骨折

儿童手部骨折很少见。如果发生骨折，其出现移位的概率低于成人，原因是儿童的骨骼与较坚实的骨膜具有相同的顺应性。儿童手部骨折分骨骺骨折和骺外骨折（占 66%）。骨骺骨折又可采用 Salter-Harris 分类法进行分类（图 14 - 2）。儿童骨折较成人愈合快约 2 倍，且其骺板可以代偿成角畸形。尽管如此，准确的复位仍是所有关节内骨折愈合的关键。

关节外骨折

儿童关节外骨折常发生于中节和近节指骨。

•若骨折未发生移位（Ⅰ型），可用夹板将手固定于功能位

•当骨折段与残端之间发生短缩（Ⅱ型）或无短缩（Ⅲ型）时，则用克氏针固定

•急诊室处置时，用夹板将手固定于功能位（详见第 13 章图 13 - 2）

•当婴儿发生手关节外骨折时，必须用石膏固定屈肘位时的手背侧

关节内骨折

•当关节内骨折发生移位时，需行 ORIF，并用细钢丝（0.85 ~ 1.19cm，即 0.028 ~ 0.039in）和螺钉固定，

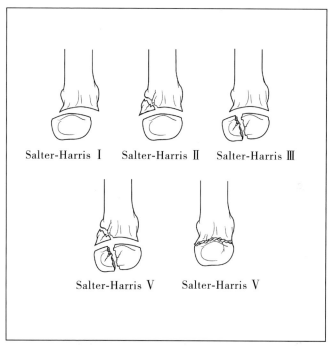

图 14 - 2　Salter-Harris 骨骺骨折分类法

尤其是 >2 岁的儿童

骨骺骨折（图 14 - 2）

　　● Salter-Harris Ⅰ 型：骨折横贯骺板，骺板从干骺端分离（剪切损伤）。这种类型的骨折多发生于幼儿期，此期的骺板因软骨带增生而较厚，但缺少钙盐沉积。骨折的预后与腕部阻滞麻醉、骨折复位和功能位夹板固定密切相关（详见第 13 章图 13 - 2）。有的患儿可能需要用石膏固定手的背侧

　　● Salter-Harris Ⅱ 型：骨折累及干骺端，同时有骨骺骨折，是最常见的 Salter-Harris 骨折类型。在充分复位的

情况下预后通常良好

• Salter-Harris Ⅲ型：多因外力撕裂导致，常发生于 >10 岁的儿童，是穿过骨骺、骺板的关节内骨折，除非复位确切，否则预后较差

• Salter-Harris Ⅳ型：很少见，可发生于任何年龄。骨折经骨骺、骺板从关节面背伸，并累及部分干骺端，除非复位确切，否则预后差

• Salter-Harris Ⅴ型　极罕见，可发生于任何年龄。系由于轴向荷载的冲击力所致，多因骨骺生长停滞而预后不佳

◆ 脱　位

指骨和掌骨脱位

近侧指间关节

近侧指间关节因厚的副韧带、侧副韧带及掌侧板而得以稳固。这是一类具有 100°～110°旋转弧形的铰链关节，是韧带损伤最常见的位置。脱位的方向取决中节指骨的位置。

脱位类型

• 掌侧：少见，多因中节指骨半屈曲时受纵向螺旋压力所致

• 背侧：由纵向压力和过伸所致

复　位

• 主动复位：嘱患者全幅度活动。如果患者经全幅度活动后仍有半脱位，可能有严重的韧带损伤；如果患

者经全幅度活动后无半脱位，则复位充分

- 被动复位：让患者保持手指背伸，然后 30°屈曲。检测副韧带的侧向应力，并与未受累的近侧指间关节比较稳定性

分　级

- 轻度脱位：关节稳定，韧带仅有轻微撕裂
- 中度脱位：关节异常松弛，伴有韧带中等程度的撕裂
- 完全脱位：副韧带完全撕裂

治疗方法

扭伤：

- 关节伸直位固定 2～3d（并用铝质夹板固定）
    - 如果固定期间稳定性良好，则尽量早期开始活动

脱位：

- 掌侧脱位：检查手指中央腱束的完整性。指神经阻滞麻醉后行牵拉复位，并用夹板（铝制夹板或压舌板）伸直位固定 2～3d。如果固定期间稳定性良好则建议早期活动
- 背侧脱位：如果脱位经复位后稳定，则可用夹板于伸直位固定 3 周；如果脱位经复位后仍不稳定，则需行手术治疗，这种脱位大多累及掌侧关节面的 40% 以上，可以行 ORIF 或掌侧板关节成形术
- 侧方脱位：可联合使用石膏膜带和夹板于伸直位固定 3 周。几乎所有患者，即使是完全脱位患者，一般都会恢复至正常位置

远侧指间关节和拇指指间关节

由于所有的屈肌和伸肌均附着于远节指骨，有助于保持关节的稳定性，因此这种类型的脱位很少见。最常见的是开放性背侧和侧方脱位。

* 行指神经阻滞麻醉（详见第 13 章图 13 - 1）
* 尽管这种类型的脱位很少能顺利复位，但仍可尝试轴向牵引并直接按压背侧远节指骨来复位，并将远节指骨置于屈曲位。复位操作后用石膏膜带固定并早期开始轻度的活动
* 用背侧夹板制动 2 ~ 3d，近侧指间关节不受限
* 用石膏膜带固定，并于早期有节制地进行主动活动

手指掌指关节

髁状关节多向背侧和尺侧脱位。

* 背侧脱位：最常见于示指和小指，因过伸的力量导致。
  * 简单脱位
  * 掌侧板一般与近侧指骨相连

治 疗

屈曲手腕以松弛屈肌肌腱。然后在近侧指骨直接施加从远端向掌侧的力量屈曲掌指关节。切记勿牵拉和过度伸展，因会导致简单脱位转变为复杂脱位

* 复杂脱位：掌侧板常嵌入关节，因此，不能通过屈曲掌指关节来复位
  * 行 ORIF，并制动 2 周
* 侧向脱位：当掌指关节屈曲时发生尺偏，致桡侧

副韧带断裂

　　・复位，屈曲 30°，制动 3 周

　　・用石膏膜带固定并开始活动 2～3 周

　・掌侧脱位：这种类型的脱位极其罕见

　　・可尝试行闭合复位

　　・如果闭合复位不成功，则需行 ORIF

拇指掌指关节脱位

"守门员"拇指

　　"守门员"拇指非常常见，尤其易发生于拇指半屈时轴向受力。这是尺侧副韧带断裂导致的近侧指节尺侧基底部的撕脱性骨折（详见第 13 章图 13－9）。

治　疗

　　拇指关节人字位制动 6 周。如果关节持续失稳或尺侧副韧带受阻于拇收肌间，则需手术显露（以锁定损伤）。

◆ 手腕损伤

　　手腕的解剖结构复杂，在生活的各个方面发挥着重要作用。当桡骨绕着尺骨转动时，远侧桡尺（DRU）关节使手旋后和旋前。DRU 关节远端即为近侧腕骨列，它由手舟骨、月骨、三角骨和豌豆状骨组成。这些骨与尺骨和桡骨远端部分形成关节，保证了手的伸展、屈曲以及尺偏、桡偏。近侧腕骨列远端为远侧腕骨列，它由大多角骨、小多角骨、头状骨和钩状骨组成。远侧腕骨列与第 2、3 掌骨共同组成手的"屈曲单元"。

应首先对患者的腕部损伤进行疼痛定位和程度评估，同时详细询问其病史，包括职业、优势手及详细的机械损伤特点。腕部损伤的 3 种模式包括月骨周围损伤、轴型损伤和局部聚合力所致的损伤。

月骨周围损伤

月骨周围损伤一般发生于以月骨为圆点的放射状弧形损伤。受累的骨包含手舟骨、三角骨和头状骨，只要这些骨骼中的 1 个发生骨折，就必须检查其他骨是否受累。

轴型损伤

此类型的损伤一般是由爆炸或冲击力传导至头状骨的尺侧或桡侧面，导致手腕的前后方受压所致

单一骨折

此类型的骨折一般是局部的聚合性外力导致。

腕骨骨折

手舟骨骨折

手舟骨骨折是最常见的手腕部骨折。手舟骨通过关节连接于月骨近端和头状骨远端，以保持手腕的稳定性。当其发生骨折时，手腕将变得很容易松垂。

结构损伤

不能伸手。

诊　断

患者的鼻烟窝变得柔软，桡侧腕部疼痛。可拍摄 X

线轴位、旋前斜位、旋后斜位及侧位图像。此外，CT 扫描在评价血管建立和移位程度方面价值较高。当患者握拳时摄片效果较好。在轴位摄片中可观察到手舟骨的桡侧透射线。如果透射线为连续性，则说明手舟骨完整；当手舟骨发生骨折时，透射线将发生移位或消失（手舟骨脂肪条影；图 14 - 3）。

血液供应

　　桡动脉的浅掌支和腕背支进入手舟骨的远侧部分。当手舟骨的腰部和近侧骨折时血供缺失，从而导致手舟骨血管坏死（Presser 病）以及后期手腕疼痛和不稳定。

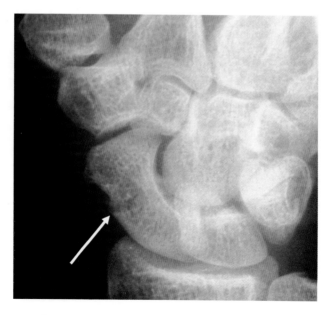

图 14 - 3　手舟骨骨折

骨折类型

- 水平斜形骨折：为手舟骨最常见的骨折类型，骨折线与手舟骨纵轴成斜线，而与肢体长轴垂直。为稳定性骨折，常采用闭合复位，并用拇指人字形绷带固定治疗 6~8 周（详见第 13 章图 13-5）

- 横形骨折：骨折线与手舟骨纵垂直轴，但与肢体长轴成斜线。与水平斜行骨折相比，稳定性欠佳，也不常见，通常采用保守治疗，即用拇指人字形绷带固定6~12 周

- 垂直斜行骨折：罕见且稳定性欠佳，需要长期铸模固定治疗

治 疗

- 保守治疗：主要对疑似骨折，骨折移位 <1mm、舟月骨角 <60° 或者桡月骨角 <15° 的稳定性骨折

- 拇指人字形铸模（详见第 13 章图 13-5）：固定 6 周以上（先长臂铸模固定，之后换成短臂铸模固定 6 周）

疑似骨折

- 用拇指人字形绷带固定

- 2 周内的骨折可行锝亚甲基二磷酸盐（Tc-99MDP）骨扫描（骨折部位吸收期）

  · 骨扫描结果为阴性时，表示不存在骨折

  · 骨扫描结果为阳性时，应进行 CT 扫描确定骨折部位并给予进一步治疗

骨折无移位

- 用拇指人字形铸模固定直至骨折愈合（约 6 周）

- 检查骨折愈合情况
- 先用长臂铸模制动 6 周，再用短臂铸模制动 6 周

儿童腕部骨折

- 极少发生移位，仅在发生严重移位时才行 ORIF
  - 此外，对腕部进行制动直至骨骼发育成熟
- 手术治疗
  - 腕部开放性骨折
  - 闭合复位失败：12 周内骨折不愈合或铸模固定 6 个月后仍存在骨不连
  - 移位 >1mm、舟月骨角 >60°或者桡月骨角 >15°
  - 靠近骨折断端很容易发生血管坏死
  - 如果患者骨折无移位，则不需制动，可以用关节镜手术治疗
    - 并发症
      - 愈合不良
      - 血管坏死
      - 骨不连
      - 关节炎
      - 腕关节失稳
      - 手舟骨进行性塌陷

其他类型的腕骨骨折

结构损伤

不能伸手。

诊　断

患者腕部有疼痛感；X 线片显示腕骨骨折。对疑似骨折可在受伤后 2 周内行锝亚甲基二磷酸盐（Tc -

99MDP) 骨扫描，扫描结果阳性可初步诊断为骨折，必要时还可行 CT 扫描以明确骨折的诊断，尤其是远侧腕骨列骨折。三角骨骨折常因手腕过伸导致。大多角骨骨折可用 Betts 显像观察到，多发生于骑自行车者。

治　疗

- 保守治疗
  - ·非移位的腕骨骨折需制动 6 周以上
  - ·月骨骨折可用拇指人字形绷带固定
  - ·头状骨骨折可使用夹板将手固定于功能位
- 手术治疗
  - ·适用于所有开放性骨折和移位性骨折
- 可出现各种腕部骨折的并发症

月骨骨折

此类骨折会引起 Kienbock 病，影响月骨的血供，导致血管坏死。

钩骨钩突骨折

这类骨折与持球拍运动和高尔夫运动有关，患者表现为尺侧和掌侧腕部疼痛。骨折常发生于击球时。用 CT 扫描可以确诊骨不连。去除钩骨钩突后疼痛可以得到缓解。

豌豆状骨骨折

骨不连是此类骨折最常见的并发症。旋后斜位和腕管 X 线片有助于豌豆状骨骨折的诊断。去除豌豆状骨可以解除骨不连引起的疼痛。

手舟骨 – 头状骨综合征

手舟骨 – 头状骨综合征系因手舟骨和头状骨骨折所致，同时伴有头状骨骨片 90° ~ 180°的旋转。治疗方法为早期行 ORIF。如果错过 ORIF 治疗时机，则应采取保守治疗，保守治疗后如果症状持续存在，应行腕关节融合术。

◆ 手腕脱位

手腕脱位包括月骨周围韧带的损伤、轻度腕损伤（仅表现为脱位）和重度腕损伤（表现为脱位＋骨折）。

舟月韧带损伤

随着外力引起的月骨周围损伤增多，这是一种可预测的损伤模式，其病程发展顺序为舟月骨扭伤，舟月骨脱位，月骨周围脱位，最终导致月骨脱位。严重病例可表现为手腕过度背屈。

诊　断

● Watson 移动试验：检查者将拇指置于受检者手舟骨远侧端，然后活动受检者的尺侧、桡侧关节至背伸和屈曲

·评估患者的疼痛和半脱位情况，以此判断关节失稳情况

·行应力位 X 线摄影

·舟、月骨破裂

在轴位 X 线片上，舟、月骨破裂时舟月间隙增宽超

过 3～4mm（即 Terry Thomas/Letterman/Gap 征），或者表现为楔形月骨（"馅饼块"征）。如果月骨旋至背侧，患者会出现中间体或嵌体背伸不稳定（dorsal intercalated segment instability，DISI）畸形。当侧位 X 线片观察到溢出杯征时（与舟月骨破裂无关），说明月骨具有很明显的掌侧脱位。

治　疗

3～4 周内的损伤可以尝试行闭合复位，通常需要用克氏针固定。如果患者不能耐受手术，检查者可以在急诊室尝试对患者进行闭合复位，但这之前必须要对患者行全面的神经血管检查。麻醉方式可以选择血肿部位阻滞麻醉或臂丛神经阻滞麻醉。

月骨周围关节脱位

首先，让患者背屈腕关节，然后手腕慢慢掌屈，同时检查者用拇指握住患者的月骨，向前旋转腕关节重建头状骨和月骨关节。必要时可以用荧光成像明确复位效果。

月骨关节脱位（图 14－4）

首先进行月骨周围复位操作步骤，然后检查者用拇指固定患者的月骨，并使头状骨变为掌屈位。

舟月关节脱位

首先让患者的手腕背屈，然后使手腕桡偏。如果在手术室复位（推荐），则用克氏针固定；如果在急诊室复位，则可尝试用拇指人字形绷带固定；若闭合复位不成功，则必须行 ORIF。

腕关节的骨折与脱位（主弓损伤）

腕关节骨折脱位最常见的类型是跨手舟骨的月骨周围骨折和脱位。在牵引状态下行 X 线摄片有助于诊断。复位通常需要行 ORIF。

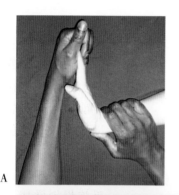
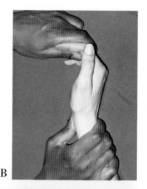

图 14 - 4　月骨脱位复位过程，详细步骤见正文

尺侧韧带损伤

患手表现为腕关节尺侧柔软（包括月三角韧带），可能伴有三角骨月骨韧带的撕脱性骨折。

诊　断

- Reagan 试验
  ·在月骨上面向背侧或掌侧移位三角骨时，伴有疼痛和捻发音
- Lichtman 试验
  ·表现为关节半脱位，轴向受力疼痛，腕关节尺偏
- X 线摄片
  ·轴位片显示中间体和嵌体掌屈不稳定（volar-intercalated segment instability，VISI）伴手舟骨向掌侧屈曲。月骨向掌侧屈曲并成三角形

治　疗

用短臂铸模制动 6 周。

三角纤维软骨复合体（TFCC）撕裂

TFCC 是韧带和软骨的复合结构，不仅维持着远侧桡尺关节的稳定性，而且是尺侧腕骨的关节连接面。

诊　断

- 当患者抓握物体时，手腕部疼痛加重
- 影像学检查
  ·尺侧位 X 线摄影

·关节镜与 MRI 检查

治　疗

- 短臂铸模固定 6 周
- 可能需要行关节内镜手术并对撕裂部位进行清创处理

第 15 章

手部感染与高压注射伤

◆ 手部感染

手部的感染可以分为表浅感染、深部感染、急性感染、亚急性感染和慢性感染。明确感染的原因、部位以及病程对于正确的诊断和治疗非常重要。

从表浅的蜂窝织炎到深部的骨髓炎都属于手部感染的范畴。蜂窝织炎是一种继发性细菌感染，是皮肤真皮或表皮的感染。真皮以下皮下组织的感染称为脓肿。频繁的深部感染会侵犯筋膜或伸（屈）肌腱的滑液鞘，尤其是手部和前臂。对于深部组织的感染，需要迅速评估和处理，以避免深部组织内的坏死性炎症或感染进一步扩散。

体格检查

对手部感染患者需要进行全面的评估，从体格检查开始。主要包括：

- 视诊和触诊：明确感染的位置并评估感染深度
  · 去除患者手上的所有饰品（手表、戒指等），避免出现水肿后这些饰品可能会产生的止血带效应，加重组织缺血
- 评价血管和神经的情况
- 被动 ROM（range of motion，关节活动度）运动，评价所有的关节
- 影像学检查：手掌和手指正斜位 X 线片

处理措施

手部感染常用的抗生素见表 15 - 1。表中所列的抗生素仅是经验性的推荐，当有明确细菌培养结果后应根据结果选用敏感抗生素。

手部感染分类

急性甲沟炎

急性甲沟炎是一种甲上皮、甲皱襞或甲床的感染。感染通常开始于甲皱襞外侧皮下，常表现为甲皱襞皮下红肿（甲沟炎），病程持续进展可能扩展到甲上皮（甲上皮感染）或者通过甲根部皮下组织蔓延至对侧甲皱襞（半环形感染或马蹄形感染）。

病　因
- 指甲卫生状况差
- 小创伤
- 指甲咬伤

表 15 - 1 常见手部感染的抗生素治疗（成人剂量）

感染类型	病原菌	抗生素治疗	其他可选治疗
蜂窝织炎	革兰氏阳性球菌 金黄色葡萄球菌 链球菌	头孢氨苄 500mg，口服，每 4h 一次 MRSA△ 复方新诺明，口服，每天 2 次或 克林霉素 450mg，口服，每天 4 次，或 万古霉素 1mg，静脉滴注，每 12h 一次	青霉素过敏： 克林霉素 450mg，口服，每天 4 次 红霉素 500mg，口服，每天 2 次或 强力霉素 100mg，口服，每天 2 次
急性甲上皮感染 化脓性指头炎	革兰氏阳性球菌 金黄色葡萄球菌 链球菌 厌氧菌	克林霉素 450mg，口服，每天 4 次	抗厌氧菌抗生素： 克林霉素 450mg，口服，每天 4 次或安 灭菌 875mg，口服，每天 2 次
深部感染 手背 腱膜下 哑铃型脓肿 手掌脓肿 掌中间隙脓肿	革兰氏阳性球菌 金黄色葡萄球菌 链球菌 厌氧菌	克林霉素 450mg，口服，每天 4 次 住院患者： 克林霉素 900mg，静脉滴注，每 8h 一次	安灭菌 875mg，口服，每天 2 次 复方新诺明，口服，每天 2 次 严重感染： 替卡西林钠克拉维酸钾 3.1g，静脉滴 注，每 6h 一次或哌拉西林他唑巴坦 钠 3.375g，静脉滴注，每 6h 一次+头 古霉素 1g，静脉滴注，每 12h 一次或头 孢吡肟 1g，静脉滴注，每 12h 一次

(续) 表 15-1

感染类型	病原菌	抗生素治疗	其他可选治疗
糖尿病伤口	多种病原菌感染 革兰氏阳性球菌 革兰氏阴性杆菌 铜绿假单胞菌	克林霉素 450mg，口服，每天 4 次 + 氟奎诺酮或环丙沙星 500mg，每天 2 次或 Maxistone 400mg，每天 1 次 严重感染：超广谱抗生素 青霉素 替卡西林钠克拉维酸钾 3.1g，静脉滴注，每 6h 一次 哌拉西林钠他唑巴坦钠 3.375g，静脉滴注，每 6h 一次 + 氟奎诺酮	严重感染：万古霉素 1g，静脉滴注，每 12h 一次 + 头孢吡肟 1g，静脉滴注，每 12h 一次
猫咬伤 狗咬伤	巴氏杆菌	安灭菌 875mg，口服，每天 2 次 住院患者：氨苄西林钠舒巴坦钠 1.5g，静脉滴注，每 6h 一次	青霉素过敏：克林霉素 450mg，口服，每天 4 次 + 环丙沙星 500mg，口服，每天 2 次或复方新诺明，口服，每天 2 次

(续)表 15-1

感染类型	病原菌	抗生素治疗	其他可选治疗
人咬伤	侵蚀艾肯菌 口腔厌氧菌 消化链球菌 消化链球菌	安灭菌 875mg,口服,每天 2 次 住院患者: 氨苄西林钠舒巴坦钠 1.5g,静脉滴注,每 6h 一次	青霉素过敏: 克林霉素 450mg,口服,每天 4 次 + 环丙沙星 500mg,口服,每天 2 次或复方新诺明,口服,每天 2 次
甲癣	红色毛癣菌 白色念珠菌	特比萘芬 250mg,口服,每天 1 次,共用 6 周	伊曲康唑 200mg,口服,每天 1 次或氟康唑 100mg,口服,每天 1 次
海水感染	海分枝杆菌	克拉霉素 250mg,口服,每天 2 次	米诺环素 100mg,口服,每天 2 次或强力霉素 100mg,口服,每天 2 次或复方新诺明,口服,每天 2 次或利福平 600mg,口服,每天 1 次 + 乙胺丁醇 120mg,口服,每天 1 次
坏死性感染 屈肌腱鞘炎	多种病原菌感染 革兰氏阴性球菌 革兰氏阴性杆菌	万古霉素 1g,静脉滴注,每 12h 一次 + 头孢吡肟 1g,静脉滴注,每 12h 一次 克林霉素 900mg,静脉滴注,每 8h 一次	哌拉西林钠他唑巴坦钠 3.375g,静脉滴注,每 6h 一次 + 莫西沙星 400mg,静脉滴注或口服,每天 1 次

△ MRSA = methicillin resistant staphylococcus aureus,耐甲氧西林金黄色葡萄球菌

- 吸吮手指
- 修指甲
- 人工指甲
- 手指倒刺

治　疗

感染早期还未出现皮下波动感时可采取保守治疗：

- 1∶1 的温盐水与 3% 过氧化氢混合溶液浸泡手指，每天 3 次
- 口服抗生素 1 周；如果是因咬伤或吸吮引起的手指感染，需要加用抗厌氧菌抗生素（克林霉素 450mg，口服，每天 4 次）
- 抬高患肢
- 短期随诊

如果化脓应进行引流

- 采用指根阻滞麻醉（详见第 13 章图 13 - 1）
- 可采用无甲切除技术（no-nail excision；图 15 - 1A）全甲切除术
  - 使用小剥离子将甲皱襞自甲周或甲上皮连接处至甲缘近端掀起
  - 切除远端 1/3 的指甲，排出脓液，如有必要可扩大切除范围
- 切除技术（图 15 - 1B）
  - 用 15 号刀片沿甲皱襞外侧做一纵向切口，进刀方向向指甲外侧稍偏斜
  - 如果双侧受累，则做双侧切口
  - 在指甲根部掀起甲上皮皱襞，引流脓液
  - 纵向切除邻近甲上皮的指甲，切除范围应包含

甲上皮边缘，以利于引流

·范围较大的甲上皮感染以及甲下感染需要去除甲板，并用碘仿纱布支撑甲皱襞

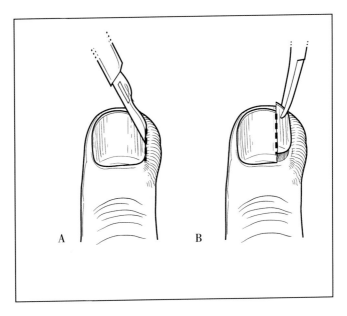

图 15-1 A. 甲沟炎的切开和引流图。B. 切除部分指甲

术后护理

·1:1 的温盐水和 3% 过氧化氢混合溶液浸泡手指，每天 3 次

· 口服抗生素 1 周

· 抬高患肢

· 短期随诊

· 避免咬指甲或将指甲剪得过短

慢性甲沟炎

　　当甲上皮、甲皱襞或甲床持续感染超过 6 周即为慢性甲沟炎。这些感染中，最常见的是真菌感染，白色念珠菌为最常见的致病菌。但是，对于长期与水接触的患者，可能会有不典型分枝杆菌感染，常见于游泳运动员、洗碗工，或者手长期处于潮湿环境中的家政人员以及长期接触化学刺激物品的人员。

处理措施

- 咪康唑局部外用，每天 2 次，或特比萘芬
- 酮康唑 200mg 或氟康唑 100mg，口服，每天 1 次，共 4 周
- 对于顽固性病灶，考虑进行活检以排除鳞癌
- 袋形外引流术
    - 指根阻滞麻醉
    - 使用手指止血带
    - 用 15 号刀片沿甲上皮边缘自近端至远端做一新月形切口
    - 切除甲上皮的皮肤及感染组织，保留甲母质的完整性
    - 冲洗甲母质后用碘仿纱布包扎
    - 指甲有明显畸形者可拔甲
- 每天更换敷料直至指甲完全上皮化

脓性指头炎

　　手指末节的掌侧皮下被连接真皮和末节指骨的纵行纤维隔分成 15 ~ 20 个纤维间隔，因此，这些部位的感染是分隔的，导致形成一些小脓肿。金黄色葡萄球菌、链

球菌和厌氧菌是常见的致病菌。鉴别诊断时需要排除异物的存在，影像学检查偶尔可以检测到异物。持续感染可以侵犯末节指骨导致骨髓炎，或者指浅屈肌腱的腱鞘（flexor digitorum superficialis，FDS）导致屈肌腱鞘炎。

治　疗

必须完全切断指掌侧纤维隔，以尽量减小对神经血管束造成的损伤：

- 指根阻滞麻醉
- 使用手指止血带
- 在手指非优势侧做一切口，常选择示、中、环指的尺侧以及拇指和小指的桡侧
- 切口
  · 高外侧切口（图 15 - 2）
  · 鱼嘴状切口
  · 掌侧纵向切口
- 进行细菌培养
- 切断纤维隔
- 彻底冲洗切口
- 用碘仿纱条填塞

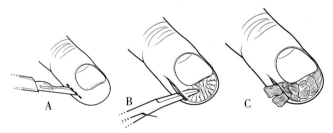

图 15 - 2　A. 高外侧切口，避免损伤神经血管束。B. 切断纵行纤维隔。C. 彻底冲洗后腔隙，之后填塞碘仿纱条

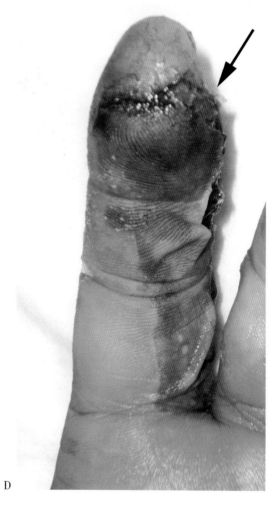

D

（续）图 15-2　D. 复杂脓性指头炎，应松解示指尺侧表皮

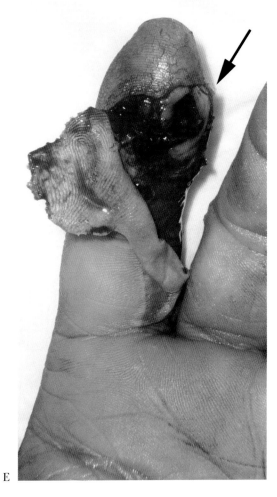

E

（续）图 15-2　E. 做尺侧切口，去除分离的表皮，并清创引流

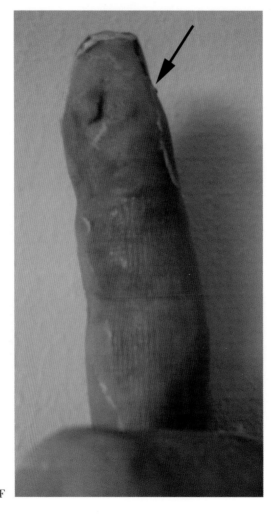

F

（续）图 15 - 2　F. 术后 1 个月随诊，箭头所指为病变部位

术后护理

- 用 1∶1 的温盐水和 3% 过氧化氢溶液浸泡，每天 3 次

- 口服抗生素 1 周

- 抬高患肢

- 短期随诊

疱疹性瘭疽

疱疹性瘭疽为单纯疱疹病毒感染，远节指骨会出现水泡，此类感染通常发生于手指与口腔分泌物接触后，因此，医务人员，尤其是牙科医生和麻醉科医生发病率较高。体格检查可见远节指骨出现清澈的水泡，水泡在 14d 内逐渐变成溃疡。手指掌侧肿胀，触诊柔软而有疼痛感。该病可以通过病毒培养确诊，细胞涂片可见多核巨细胞。单纯疱疹病毒可以在脊髓背根神经节内长期存活，因此该病有复发的可能。

治　疗

- 无需切开引流

- 为自限性疾病，病情常在 10~14d 内缓解

- 清洁伤口，每天 2 次，避免发生双重细菌感染

- 对伤口进行疏松包扎

- 口服抗病毒药物以缩短病程并降低复发率

　·阿昔洛韦 200mg，口服，每 4h 一次，共 10d（复发情况下使用时间为 5d）；病毒抑制剂 400mg，口服，每天 2 次

　·伐昔洛韦 1g，口服，每天 2 次，共 10d（复发情况下用量为 500mg*，口服，每天 2 次）；病毒抑制剂

500mg*，口服，每天 1 次

屈肌腱鞘炎

屈肌腱鞘炎通常由炎症或感染引起。对屈肌腱鞘的急性化脓性狭窄性感染，需要进行迅速的评估和处理，以避免感染波及前臂。屈肌腱鞘炎可以由皮下脓肿（如脓性指头炎、掌中间隙脓肿）直接进展导致，也可以由直接的预防接种穿刺导致。此类患者常见以下 4 种临床表现：

疼痛：手指被动伸展时疼痛。

压痛：沿着腱鞘的压痛。

水肿：整个手指呈梭形水肿。

屈曲：休息时固定的屈曲姿势。

在远节指骨和 A1 滑车之间，腱鞘是一个封闭的空间。拇指和小指的腱鞘分别与桡侧和尺侧滑液囊交通，并与手腕相通。桡侧和尺侧滑液囊通过 Parona 间隙相互交通。这种错综复杂的结构关系以及腱鞘与滑液囊的交通使感染易扩散至手的近端。此外，潜在的并发症包括腕管综合征、肌腱坏死和肌腱粘连。

治　疗

屈肌腱鞘炎患者需要住院治疗，给予广谱抗生素以及急诊手术探查。

- 将患者送入手术室
- 上肢绑止血带；将手臂抬高 2min 阻断肱动脉，进

---

*译者注：原书的单位为"g"，疑有误，根据上下文和经验，改为"mg"。

行抽血；同时将止血带加压至 100mmHg，高于收缩压；不要使用机械抽血装置。可以采用以下方式：

- 采用小切口并置管引流（图 15 – 3D）

    ·切开受累末端指节的中轴边缘（切开时应避免接触和压迫皮肤）

    ·在 A1 滑车水平做独立的横切口

    ·通过这些切口暴露屈肌腱鞘

        ▪ 排空脓液

        ▪ 进行脓液细菌培养

        ▪ 彻底冲洗这 2 个切口

    ·于腱鞘内置入一根细小的引流管用于冲洗（可使用 6Fr 儿童营养管）

        ▪ 冲洗

    ·保留引流管，并进行持续冲洗

        ▪ 冲洗液：500mL 生理盐水 +1g 万古霉素

        ▪ 根据患者的耐受能力，将灌洗速度调整为 20 ~ 50mL/h

    ·48h 内拔除引流管

- 扩大切除范围和清创——适用于诊断延迟或有广泛软组织坏死的患者

    ·在手指的非优势侧做切口，即示、中、环指的尺侧以及拇指和小指的桡侧

    ·自远节手指至手掌做 brunner 锯齿状切口（图 15 – 3B）

        ▪ 注意勿损伤神经血管束以及切口跨越手指屈侧横纹时正确的角度

    ·排空脓液

　　·进行脓液细菌培养

　　·清除坏死组织

　　·彻底冲洗这 2 个切口

　●疏松缝合切口，并在切口内留置引流管用于持续灌洗（可使用 6Fr 儿童营养管）

　　·灌洗液：500mL 生理盐水 + 1g 万古霉素

　　·根据患者的耐受能力，将灌洗速度调整为 20 ~ 50mL/h

　　·48h 内拔除引流管

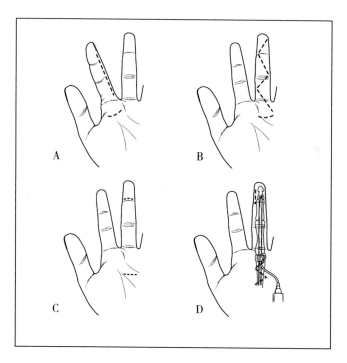

图 15-3　A~D. 屈肌腱鞘的切开引流方法

- 用夹板将手指固定于功能位
- 患者拔除引流管后按照 ROM 方案开始锻炼，以减少粘连
- 如果有大量的软组织坏死，可采用涡流浴疗法在引流手术后辅助清除失活的软组织

深筋膜间隙感染

深筋膜间隙感染源于手部贯通伤或由表皮感染扩散导致。图 15 – 4 展示了手深筋膜间隙的解剖关系，图 15 – 5展示了手掌深部脓肿的切口。

处理措施

- 上肢绑止血带，将手臂抬高 2min 阻断肱动脉。将止血带加压至 100mmHg，高于收缩压
- 切开引流
  - 将切口保持开放状态
  - 伤口内填塞碘仿纱条或放置烟卷引流
  - 每天更换辅料
- 手背侧小脓肿的切开引流在急诊室即刻进行，注意在伸肌腱之间做切口时应避免损伤肌腱
- 手掌侧脓肿需要在手术室进行处理
- 给予抗生素
- 涡流浴疗法辅助治疗，每天 2 次
  - 帮助清除坏死组织
  - 在治疗过程中水肿可能加重

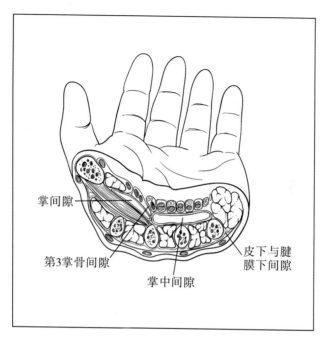

图 15 – 4　手深筋膜间隙的解剖关系

哑铃型脓肿

指蹼间隙的化脓性感染称为哑铃型脓肿，常见病因为裂口和水泡。受累手指常呈被动外展位，指根部肿起呈沙漏状。哑铃型脓肿需要通过指蹼背侧和掌侧的 2 个纵向切口进行引流（图 15 – 5A）。

掌背腱膜下和皮下脓肿

在手背伸肌腱下方的感染可能会局限在腱膜下间隙，这可以与伸肌腱上方（皮下间隙）的感染相区别，可通过纵向切口进行引流。可疑的腱膜下感染需要通过经过示指和小指掌骨的纵向切口进行引流（应避免损伤指伸肌腱）。

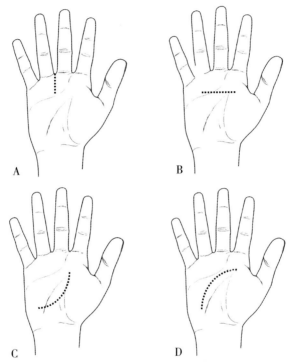

图 15-5　A～D. 手深部脓肿引流切口示意图，注意避免损伤神经血管束

大鱼际和掌中间隙脓肿

大鱼际感染常发生于拇指掌侧软组织和第 1 背侧骨间肌。拇指处于被迫外展位，当做内收运动时可引起疼痛，引流切口应与大鱼际的皮纹平行。

掌中间隙位于指屈肌腱的深部，临床表现主要为手掌中部波动感、红肿和触痛，采用掌侧横形或斜形切口可暴露指屈肌腱和掌中间隙（图 15 - 6）。引流后，应在切口内放置引流管进行持续灌洗，并对切口进行疏松缝合。

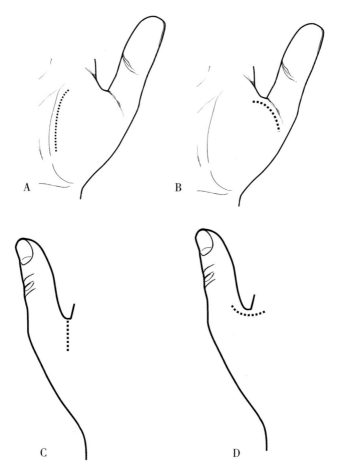

图 15 - 6　A ~ D. 大鱼际脓肿引流切口示意

骨髓炎和化脓性关节炎

骨和关节的感染通常因开放性骨折、慢性软组织感染导致，或者继发于某些贯通伤的植入物（如牙齿等）。因远处病灶血性转移导致的化脓性关节炎和骨髓炎很少见，多见于免疫抑制的患者以及长骨体生长部或骨骺有先天性血管结构异常的儿童，可以通过病史和影像学检查进行诊断。对有慢性感染、伤口迁延不愈或长期骨不连病史的患者，当合并急性感染时，C反应蛋白（C reactive protein，CRP）和红细胞沉降率（erythrocyte sedimentation Rate，ESR）的升高并没有特异性。X线平片可见骨质侵蚀和骨膜掀起。MRI较X线平片更具有特异性。

骨髓炎的治疗需要对被污染的骨进行彻底清创，并去除死骨和窦道。骨标本需要送病理活检并进行细菌培养。抗生素使用时间为6周。

化脓性关节炎患者的受累关节常保持屈曲体位以使关节腔的容量最大。受累关节局部柔软、红肿，被动活动时疼痛明显。部分炎症性关节炎（如痛风、风湿性关节炎）患者的临床症状和体征可能与化脓性关节炎类似，仔细询问病史及血清学检查将有助于鉴别诊断。也可行关节腔穿刺（表15-2）进行诊断，并对关节液进行细菌培养（表15-1）。掌指关节的引流应通过背侧矢状束近端做切口；拇指掌指关节的引流需沿尺侧中轴线做切口；指间关节的引流也需要通过中轴线做切口并用蝶形针头进行灌洗。

表 15 - 2 关节穿刺的诊断价值和鉴别诊断

	正常	非炎性	炎性	感染性
体积	< 3. 5	> 3. 5	> 3. 5	> 3. 5
透明度	透明	透明	透明	浑浊
白细胞	< 200μL	200 ~ 300μL	3000 ~ 50 000μL	> 50 000μL
中性粒细胞	< 25%	< 25%	≥50%	≥75%
细菌培养	阴性	阴性	阴性	阳性
葡萄糖 （mg/dL)	=血清	=血清	> 25 ，< 血清	< 25 ， < 血清

非炎性	炎性	感染性	出血性
DJD△	风湿性关节炎	化脓性感染	血友病
创伤	痛风和假性痛风		创伤
剥脱性骨软骨炎	赖特（Reiter）综合征		神经性关节病
神经性关节病	强直性脊柱炎		绒毛结节性
消退期或早期炎症	银屑病关节炎		滑膜炎
肥大性骨关节病	溃疡性结肠炎或肠炎		滑膜瘤
绒毛结节性滑膜炎	皮癣		血管瘤和其他
	结核		肿瘤
	真菌感染		

△ DID = degenerative joint disease，退行性骨关节病

◆ 手部高压注射伤

手部高压注射伤通常因工业用枪喷射颜料、油脂或燃料导致。一般情况下，穿透表皮大约需要 $7kg/cm^2$ 的压力，但是工业用枪喷射的压力是上述值的 10 ~ 100 倍。非优势手的示指是最容易受伤的手指。

尽管注射点和射入的液体量看上去很小，但是，大部分此类创伤都需要扩大手部切口，并进行细致的冲洗和清创。

此类创伤的初始症状一般较轻，皮肤上只有一个针尖大小的穿刺口。但是，几个小时后，患手可出现持续性肿胀、疼痛、感觉迟钝和手指变色。如果治疗不及时，症状逐渐加重，会导致坏死、坏疽、淋巴管炎和细菌感染。

检 查

- 明确创伤的确切部位、时间和注入的液体种类，以及破伤风接种情况
- 检查整个上肢，因为伤口处皮肤的外观会掩盖组织的损伤程度
- 评估、记录神经和血管的情况非常重要
- 行 X 线检查以排除骨折和不透射线的物质

处理措施

- 接种破伤风
- 给予广谱抗生素（万古霉素 1g 静脉滴注，每 12h 一次 + 头孢吡肟 1g 静脉滴注，每 12h 一次或哌拉西林钠他唑巴坦钠 3.375mg 静脉滴注，每 6h 一次）
- 抬高患肢
- 立即手术探查
- 如果受伤时间较长，评估是否需要行筋膜切开术

手术治疗

上肢使用止血带，无需采用机械抽血装置。将手臂抬高 3min 阻断肱动脉后对止血带加压充气。采用臂丛神经阻滞麻醉。

手指采用 Brunner 切口（图 15 - 3B）或中外侧切口（图 15 - 3A）。做 Brunner 切口时首先从甲床外侧开始至远指间关节横纹做对角线切口，然后向下至另一侧近指间关节横纹做锯齿状对角线切口，切口可一直向近端延伸跨过手掌。做中外侧切口时首先让患者屈曲手指，然后将背侧横纹之间用线连接，直至甲板外侧点，沿着连接线做切口。一般在手指的非优势侧做切口，即示、中、环指的尺侧以及拇指和小指的桡侧。

任何脓性分泌物都需要做细菌培养。此类创口最常见的细菌为表皮葡萄球菌，多种微生物感染也很常见。在清除坏死组织的同时应避免损伤神经和血管。根据物质扩散的范围，必要时可行腕管松解术。此外，应切开所有受累的腱鞘和尺、桡侧滑液囊，并彻底冲洗所有受累的组织。不要试图中和化学物质，因为中和反应会导致副损伤。用湿纱布（盐水纱布）包扎伤口，必要时可在 24～48h 后再次行清创手术。用夹板将患肢固定于功能位（详见第 13 章）。对于不透射线的物质，术后 X 线检查可有助于明确注射物是否已经清除干净。

术后护理

保证伤口清洁，去除所有失活组织，如有需要，可反复多次清创。术后涡流浴疗法有助于进一步清创。将患肢制动并抬高。尽早开始肢体活动以减轻挛缩。在后续的手术中，可以尝试关闭一部分清洁和已经生成肉芽组织的创面。采用皮片移植或合成方法，或者脱细胞真皮基质加皮片移植关闭创面。对严重污染的创口可以二期关闭。尽早对患手进行康复或职业训练治疗，因为康复训练是决定患者最终手功能恢复情况的主要因素。

第 16 章

手与前臂肌腱损伤

　　上肢远端损伤包括简单的皮肤裂伤和累及重要血管神经及软组织结构的复杂爆炸伤。应详细了解患者受伤的原因、时间和程度，以有效评估伤情并指导治疗。当手或前臂发生损伤时，应全面检查手的骨骼、血管和软组织，对伤情进行初步评估。对于复杂的损伤应先行组织重建。首先，采用内固定或外固定方法复位并固定骨骼；然后在上肢末端稳固的情况下，着手修复软组织以保护小血管，应使血管保持最小张力，同时修复神经。当软组织大量丢失时，首先对骨骼进行复位固定，并进行血管重建，再进行软组织覆盖，修复后的软组织达到稳定和治愈大约需要 3 周，待软组织覆盖稳定后再对肌腱和神经进行重建。

　　手和前臂的肌腱损伤包括简单的单个肌腱不完全撕裂和复杂肌腱单元的结构缺损。损伤原因决定了修复方法，损伤机制决定了采用何种方法进行修复。简单的肌腱撕裂伤可以采用任何一种我们常用的肌腱吻合法进行修复（图 16－1）。对于因爆炸或撕脱造成的肌腱撕裂

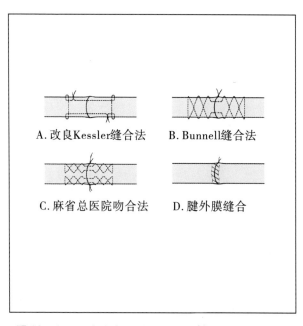

A. 改良Kessler缝合法　　B. Bunnell缝合法

C. 麻省总医院吻合法　　D. 腱外膜缝合

图 16 - 1　肌腱吻合方法。A. 改良 Kessler 缝合法。
B. Bunnell缝合法。C. 麻省总医院吻法。D. 腱外
膜缝合

伤，因损伤程度无法立即确定，往往需要二期修复。一般损伤 3～4 周后可以确定肌腱的损伤程度，此时可通过肌腱移植进行修复。在肌腱推迟修复的这段时间，可将硅橡胶人工肌腱（Silastic tendon rods；Dow Corning, Midland, MI and Barry, UK）缝合在受损肌腱的两端，以保持肌腱的连续性和肌肉的长度。

◆ 伸肌腱损伤

伸肌腱损伤患者的开发性损伤部位常存在明显的皮

肤裂口，闭合性损伤时损伤部位会有明显触痛。因失去了伸肌腱的对抗力，使受累手指在休息位时呈屈曲状。当手掌向下放在平面上时，受累手指无法主动背伸（即桌面试验）。

伸肌腱损伤大多为开放性损伤导致，但也可继发于各种闭合性损伤。常见的闭合性损伤包括末节指骨远端伸肌腱断裂（锤状指）或中节指骨背部中央束伸肌腱断裂（钮孔畸形），以及因桡骨骨折导致的拇长伸肌腱断裂等。类风湿关节炎患者在多个平面上都可能发生肌腱磨损断裂，从而形成与上述类似的表现。

解剖结构

手的伸肌腱在手背部被分隔为 6 个间室：
- 拇长展肌和拇短伸肌
- 桡侧腕长伸肌和桡侧腕短伸肌
- 拇长伸肌
- 指总伸肌和示指固有伸肌
- 小指固有伸肌
- 尺侧腕伸肌

伸肌腱沿肌肉走行方向至末节指骨止点被纵向分为 9 个区（图 16 - 2）：

Ⅰ区：远侧指间关节背侧。

Ⅱ区：中节指骨背侧。

Ⅲ区：近侧指间关节背侧。

Ⅳ区：近节指骨背侧。

Ⅴ区：掌指关节背侧。

Ⅵ区：掌骨背侧。

Ⅶ区：腕部伸肌支持带下。

Ⅷ区：前臂远端背侧。

Ⅸ区：前臂肌肉肌腱移形区。

拇伸肌腱仅被分为 5 个区（图 16－2）：

Ⅰ区：指间关节背侧。

Ⅱ区：近节指骨背侧。

Ⅲ区：掌指关节背侧。

Ⅳ区：掌骨背侧。

Ⅴ区：腕部伸肌支持带下。

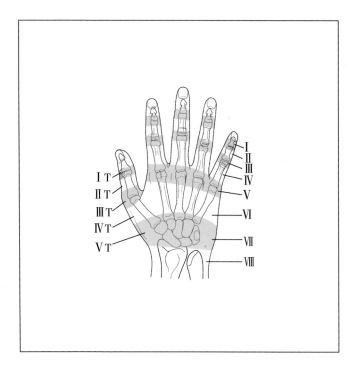

图 16－2　拇指伸肌腱的分区

对伸肌腱进行分区有助于描述肌腱损伤的程度和判断预后功能。为方便参考，关节区用奇数表示，骨骼区用偶数表示。

因前臂近端的指总伸肌腱发自共同的肌腹，中指和环指不能独立背伸，但示指和小指例外，因它们有各自的固有伸肌（即示指固有伸肌和小指固有伸肌）。在 V 区，中指、环指和小指之间有肌腱纤维连接，当某一指伸肌腱断裂时，掌指关节仍可屈曲约 30°。当前臂近端发生明显撕裂伤时，这一解剖学特点可能会影响体格检查结果。

修复时机

肌腱损伤的修复时机主要取决于损伤程度。简单的肌腱撕裂伤可以在急诊室局部麻醉下进行吻合，但多部位的复杂肌腱损伤或污染严重的损伤则需要在手术室进行修复，患者可以应用止血带控制出血，并采用持续麻醉。如果肌腱损伤不包含手或手指的缺血性改变，则可以在 1 周内修复。如果无法一期修复肌腱损伤，伤口需要彻底冲洗后暂时关闭，并用掌侧夹板固定患侧的腕部、掌指关节和指间关节于轻度背伸位。

处理措施

因伸肌腱结构复杂，损伤部位不同需采取不同的治疗方案和术后护理措施。一般情况下，肌腱开放性完全断裂需行手术吻合，而闭合性损伤或部分断裂（<50%）则可以选用合适的夹板保守治疗以促进损伤愈合。

Ⅰ区

锤状趾可分为以下 4 个类型：

Ⅰ型：闭合性损伤合并或不合并末节指骨骨折（＜关节面的 1/3）。

Ⅱ型：开放性损伤不合并末节指骨骨折。

Ⅲ型：开放性损伤合并皮肤及皮下组织缺损。

Ⅳ型：末节指骨骨折范围≥关节面的 1/3。

闭合性锤状趾（Ⅰ型）可以用夹板将远侧指间关节固定于过伸位 6 周进行治疗，仅需固定远侧指间关节，而无需固定近侧指间关节。开放性损伤可以采用经皮肌腱固定术（dermotenodesis）治疗，皮肤和肌腱采用复合方式修复，用 4-0 单丝不可吸收线行褥式或连续缝合。

Ⅲ、Ⅳ型损伤的治疗方法为用克氏针固定远侧指间关节于过伸位 6 周。因患儿对夹板的依从性好，所以对所有儿童伸肌腱Ⅰ区损伤均可考虑用克氏针固定远侧指间关节治疗。

Ⅱ区

开放性损伤同样可以采用经皮肌腱固定术治疗，也可以用 4-0 单丝不可吸收线行褥式或连续缝合。

Ⅲ区

近侧指间关节损伤可累及中央腱束和侧腱束。中央腱束断裂使侧腱束移位至掌侧，导致近侧指间关节屈曲，远侧指间关节过伸畸形，即钮孔畸形。近侧指间关节闭合性损伤的初期临床表现并不显著，一般在损伤 2~3 周后，侧腱束的进行性移位导致中央腱束断裂后才会出现典型的临床表现。

急性闭合性纽孔畸形的治疗可以采用夹板固定近侧指间关节于完全过伸位，或用克氏针固定近侧指间关节于背伸位。采用夹板固定时需将近侧指间关节固定于最大背伸位约 6 周，无需固定远侧指间关节和掌指关节，夹板固定期间，应鼓励患者进行远侧指间关节的主动及被动 ROM 运动。中央腱束和侧腱束的开放性损伤可用 5－0 或 6－0 单丝不可吸收线行褥式缝合，进行一期修复。中央腱束完全断裂时可用 4－0 单丝不可吸收缝线行改良 Kessler 法或 Bunnell 法缝合，再用夹板外固定，使腕关节处于 15°~30°背伸位，掌指关节和近侧指间关节处于完全背伸位。

对于闭合性损伤或合并软组织缺损的复杂肌腱损伤，治疗方法为将克氏针斜行穿过近侧指间关节将关节固定于过伸位，3 周后取出克氏针，再用夹板将近侧指间关节固定于过伸位 3 周，如前所述，不固定掌指关节和远侧指间关节。

IV、V区

掌指关节和近节指骨背侧的伸肌腱由中央腱束和矢状束组成。这一水平的伸肌腱损伤不仅可由开放性损伤导致，也可由继发于强有力的屈曲或伸展的闭合性损伤导致，最常见于中指，常继发于桡侧矢状束撕裂伤。桡侧或尺侧矢状束断裂会导致中央腱束向对侧半脱位，体格检查可发现患指背伸不全，肌腱向一侧移位。

中央腱束断裂可采用改良 Kessler 或 Bunnell 法用 4－0 单丝不可吸收线缝合修复；矢状束断裂可用 5－0 单

丝不可吸收线行水平褥式缝合修复。当矢状束结构有缺损时，应通过将横行纤维缝合在关节囊上，或者将肌腱与腱结合或向后滑脱的肌腱系在一起，将肌腱固定在掌指关节中央。这两个区的损伤修复后用夹板固定，将腕关节处于 45°背伸位，掌指关节处于 15°屈曲位，近端指间关节处于完全背伸位。

　　V 区的开放性损伤常与人类咬伤有关，因此也被称为打架咬伤。这种情况下的污染伤口需要进行探查，如果损伤累及关节囊则需要对关节进行检查。对损伤部位进行细菌培养并彻底冲洗，暂不缝合。相关的肌腱撕裂伤可视软组织周围情况于伤后 5~7d 内行二期缝合，并给予抗生素治疗，如沃格孟汀（Glaxo Smith Kline，Mississauga，Ontario，Canada）875mg，口服，每天 2 次（青霉素过敏者可用克林霉素），共用 10d。人类咬伤后出现明显感染的患者需要住院治疗，抗生素可选用注射用氨苄西林钠舒巴坦钠（Pfizer Pharmaceuticals，New York，NY）治疗。

VI、VII区

　　这两个区域的伸肌腱损伤往往继发于开放性撕裂伤，并且因这些区域的肌腱结构清晰，腱旁组织营养丰富，因此，预后相对最好。这些部位的肌腱损伤应使用 4 股带芯线缝合并将线结埋在肌腱内，同时缝合腱外膜。此外还有一种改良的 Kessler 缝合法，即在缝合时辅助使用 3-0 环形 supramid 线（S. Jackson，Inc.，Alexandria，VA），有助于将 4 股带芯线打成单结。腱外膜的修复可用 6-0 nylon 线连续缝合。VII 区肌腱损伤时，可将吻合部位上的伸肌支持带纵向切开一部分，以使肌腱有足够的移动空间，并可防止组织粘连。肌腱修复完成后需用夹板固定腕关节于 45°背伸位，掌指关节于 15°屈曲位，近端指间关节于完全背伸位。

Ⅶ、Ⅷ区

累及前壁伸肌间室的前臂近端和远端损伤一般自肱骨外上髁的伸肌起点至手腕。前臂近端伸肌损伤常会累及指伸肌腱的肌腹，同时，常伴有桡侧神经损伤及严重的血肿。该区域的贯通伤需要在使用止血带的情况下彻底探查、冲洗，并清除所有血肿。肌腹损伤可用 3 - 0 PDS 线（Ethicon，Somerville，NJ）缝合修复。

前臂远端外伤可能伤及肌腹远端、肌肉肌腱连接处或手腕近端。肌肉肌腱连接处的损伤可采用改良 Kessler 法用 3 - 0 环形 supramid 线，先在肌肉内找到筋膜边缘，然后将其与肌腱远端断端吻合。筋膜边缘的损伤用 4 - 0 PDS 线围绕肌肉肌腱连接处缝合修复。该区域更远端的伸肌损伤修复方法与Ⅵ、Ⅶ区相似。

伸肌损伤修复后采用肘固定方式用夹板固定伸肌末端 4 周，固定体位为肘关节于 90°屈曲位，手腕为 45°背伸位，掌指关节为 15°屈曲位，指间关节完全外展。

◆屈肌腱损伤

手屈肌腱的损伤会破坏手休息位的拱形结构。1 或两条肌腱受损时会导致受累手指异常伸展。通常可从外伤的位置推测出肌腱损伤的位置。手和手指掌面较深的外伤不仅会损伤指深、浅屈肌腱，也可能损伤血管和神经。因此需要对损伤部位进行彻底检查，包括影像学检查和感觉评估，并分别检查指深屈肌腱和指浅屈肌腱的活动功能（详见第 14 章）。仅 1 条指屈肌腱损伤时近侧指间关节可能仍可屈曲，因此，正确检查指深屈肌腱的方法是将近侧指间关节固定在伸直位后再让患者弯曲远侧指间关节。

指屈肌腱损伤分区

　　为准确描述指屈肌腱的损伤位置，将手掌掌侧分为 5 个区（图 16 - 3）：

　　Ⅰ区：指浅屈肌腱止点远端。

　　Ⅱ区："无人区"。掌横纹与指浅屈肌腱止点之间。

　　Ⅲ区：掌横纹至腕横韧带远侧缘。

　　Ⅳ区：腕管区。

　　Ⅴ区：前臂远端。

指屈肌腱修复（图 16 - 1）

- 应在受伤后 48 ~ 72h 内修复
- 急诊患者需用夹板固定患手于伸直位（详见第 13 章图 13 - 6）
- 二期修复时间为骨折固定和软组织感染控制后
- 发生感染时肌腱应行二期修复
- 在手术室完成肌腱损伤的修复可以更好地暴露创口
- 应同时修复指深屈肌腱和指浅屈肌腱
- 修复后用夹板将手固定于伸直位

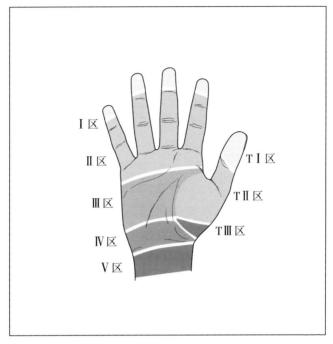

I 区
II 区
III 区
IV 区
V 区

T I 区
T II 区
T III 区

图 16 - 3 指屈肌腱的分区。TI、TII 和 TIII 代表拇指屈肌腱的分区

肌腱探查术

- 屈曲手腕以及掌指关节使肌腱断端向前移动
- 用吸引器吸管探查肌腱近侧断端
- 用 esmarch 或手按摩肌腱近侧断端
- 用 18G 针头或皮钩固定肌腱断端
- 将橡胶导管缝合在肌腱断端上以利于穿过滑车或穿入腱鞘

I 区

在对指深屈肌腱远端至指浅屈肌腱止点进行修复时，

应考虑远节指骨基底部上的肌腱止点情况。如果指深屈肌腱损伤时有末节指骨的撕脱骨片存在，可采用复合固定方式固定肌腱和末节指骨。如果指伸屈肌腱分离，可用骨缝合钉（3－0 或 4－0 线）将肌腱远端固定至远节指骨，或者用 3－0 双臂 supramid 线穿过末节指骨，垫纽扣后在纽扣外打结。

Ⅰ区内更近端的肌腱损伤修复时，肌腱近端会回缩至中节指骨范围内，因此应切开 A5 滑车，以暴露连接在末节指骨上的肌腱远侧断端。操作时注意不要破坏 A4 滑车。在近侧肌腱断端缝一条 3－0 带芯 supramid 线，然后缝针穿过 A4 滑车下方，牵拉使肌腱断端通过 A4 滑车，然后再将其与远侧断端吻合。

Ⅱ区

由于该区域内的屈肌腱损伤修复较为困难，且术后功能恢复较差，因此，这一区域被称为"无人区"。该区损伤修复时应采用 Brunner 切口广泛暴露近端和远端屈肌腱，同时切开屈肌腱鞘和除 A2 和 A4 以外的滑车系统。修复过程中一旦发现肌腱近侧断端，应立即在此断端缝一条 3－0 带芯 supramid 缝线，并牵拉缝线使肌腱穿过滑车下，在两个滑车之间吻合肌腱。肌腱近侧断端可用一个 18G 的针头穿过腱鞘和滑车无张力固定。然后用 4－0 带芯缝线吻合肌腱，腱外膜用 6－0 prolene 线（Ethicon，Somerville，NJ）连续缝合。Ⅱ区内的肌腱断端修复时应特别注意保证肌腱表面光滑，避免因表面磨损导致肌腱移位时发生粘连。修复过程中，如果需要切开相邻滑车的一部分，则允许肌腱在可以接受的范围内发生移位。

Ⅲ、Ⅳ、Ⅴ区

Ⅱ区近端的屈肌腱损伤的预后和功能恢复一般都比较好，但是，该区域发生损伤时，多根手指的伸肌腱以及手部的主要神经和血管的损伤发生率很高。因此，此区损伤修复时可能需要延长掌侧或前臂切口以更好地暴露和修复肌腱。修复过程中可在患者的上肢绑止血带以减少出血量。止血带应加压至比收缩压高100mmHg，充气一次可保持2h，放气休息20min后可再次充气（止血带每使用30min可放气5min）。如果患者在4~6h后有明显缺血表现，可能需行预防性筋膜切开术（详见第19章）。

通常情况下，屈曲指间关节、掌指关节和腕关节有利于将肌腱的远侧断端推向术野范围。为更好地暴露肌腱、血管和神经，可以向损伤断端的近端和远端延长切口。任何骨折的固定都需要先修复软组织损伤，具体见第17章。修复过程中应探查所有的肌腱断端，而肌腱断端常隐藏在腱鞘内的小血肿中。解剖所有的肌腱，轻轻牵拉肌腱断端明确各肌腱的位置和功能。然后用环形supermid线在肌腱远侧断端做标记（图16-1，使用改良Kessler法）。所有肌腱远侧断端标记完成后，根据肌腱近侧断端在前臂的位置，将各个肌腱断端一一配对。所有配对完成后，按照从最深至最浅的顺序依次吻合各肌腱。吻合完毕后用6-0 prolene线修补腱外膜（图16-1）。如果存在血管损伤应行血管成形术，包括吻合尺、桡动脉和头静脉或其伴行静脉，最后吻合正中神经和尺神经。神经修复时需要对齐神经内的血管神经束膜，并用 9 - 0 nylon 线缝合神经弓突，必要时可用 3 ~ 4mm 的神经递质管包绕修复后的神经。为使患者获得最好的预后，应尽可能做一期修复。在吻合神经时可适当游离神经，以确保无张力修复。

第 17 章

手部血管损伤和离断伤

　　手的血管损伤和离断伤会导致手的功能彻底丧失，为最大限度地保留手的功能，当发生手部损伤时应由专科医生尽快处理。

◆ 手的血液供应

　　手部的血液供应特点使其能够应对较大的压力。但是，如果压力过大超过了手部血管的承受范围，就会影响细胞代谢，造成缺血。

　　手部的血液由尺动脉和桡动脉供给。最新研究发现，手部血液的 57% 由桡动脉供给，而尺动脉仅供给 21.5%，另外 21.5% 可能由两个动脉同时供给（该结论尚存在争议）。桡动脉分为较细的掌浅支和较粗的掌背桡侧支，尺动脉分为浅支和深支。桡动脉掌背分支发出拇主要动脉和示指桡侧固有动脉后与尺动脉深支吻合，形成掌深弓；桡动脉浅支与尺动脉浅支吻合形成掌浅弓。指总动脉发自掌浅弓，指固有动脉发自指总动脉。手的血供受代谢、交感神经的紧张程度、激素以及环境因素等的共同调节。

手部的体格检查

手部血管检查的基本原则为检查每一根手指的毛细血管充盈时间、感觉、是否水肿、颜色、坏疽和出血点。测量双上肢血压并进行对比，以检查手近端的血供情况。行 Allen 试验（详见第 12 章），试验过程中若不能感觉到脉搏波动，则需用多普勒超声检查手腕部的尺、桡动脉，并在超声引导下进行 Allen 试验。检查掌弓的完整性。如果因皮肤淤斑或撕脱无法进行毛细血管充盈时间检查，则可用多普勒超声检测指动脉的完整性。可使用脉搏氧饱和度计持续监测受累手指的血液灌注情况。

当患者的伤情导致医生无法进行上述检查或者血管损伤区域不明确时，可以进行血管造影检查。最后，应触诊前臂或手部各筋膜室，并用 stryker 针或动脉导管测量各筋膜室的张力大小，以排除筋膜间隔综合征，确定是否需要行筋膜切开术。

动脉损伤

动脉损伤的临床表现为皮肤苍白，毛细血管充盈时间减慢，无法触及远端血管搏动及搏动性出血。当发生内膜损伤时可能出现延迟血栓。

- 发生机制：挤压伤、刺伤或撕脱伤

尺动脉和桡动脉损伤修复的适应证：

- 绝对适应证：手或手指发生缺血
- 相对适应证：改善对寒冷的耐受能力，为损伤恢

复提供更好的血液循环

• 指动脉修复：手指发生缺血

处理措施

前臂和手损伤

动脉的锐性损伤可以直接行吻合修复术。动脉的挤压伤或撕脱伤则需要切除受损的部分血管，可能需要使用静脉移植物进行血管重建。血管损伤的特征包括血管伸缩性变差，血管壁淤点、血栓、网状血管征以及受损血管近侧末端射血不佳。在这些情况下，可以使用逆行静脉移植物。手背静脉是很好的供区。在动脉修复前需先对前臂广泛性骨折进行处理，可在骨折固定完成前使用 silastic 导管（Dow Corning，Midland，MI and Marry，UK）暂时为手部提供血供，之后再行动脉损伤吻合术。对已经出现或可能出现筋膜间隔综合征的患者，需行筋膜切开术。

指动脉

仅一侧指固有动脉即可为手指提供足够的血供。事实上，手指再植的成功率高达90%，当然，关键是要保证良好的静脉回流。

穿刺损伤

桡动脉穿刺，如动脉置管或动脉血气检查都可能对血管造成损伤，导致假性动脉瘤、血栓或动静脉瘘。血栓的发生率与动脉置管时间长短直接相关。对于仅无法触及动脉搏动，而无指端缺血表现的血管损伤，无需采用手术治疗；对于存在指端缺血表现的血管损伤，需行手术探查和血栓切除术，并进行血管吻合术。当吻合过程中发现存在明显血管间隙（vessel gap）时，需使用静脉移植物，常用头静脉或隐静脉作为移植物。当发生血栓时，术前或术中血管造影有助于明确血栓的位置和特点。

小鱼际锤击综合征

小鱼际锤击综合征是形成上肢血栓的最常见原因。该病常因患者手的小鱼际部位经常锤打物体，尺动脉受到反复损伤导致。临床上多发于 50 岁左右吸烟的手动作业工人。该病可导致尺动脉弹力膜受损，或者血栓和（或）血管瘤。发生血栓时可能引起栓塞症状。

治疗上要求患者避免继续从事引起尺动脉损伤的工作并戒烟。临床可采用溶栓药物［如尿激酶、链激酶、组织型纤溶酶原激活物（TPA）］治疗；也可以采用血栓切除术，切除血栓或者整段受累血管后直接缝合或用静脉移植物修复，常采用前臂静脉或足背静脉。某些情况下，结扎动脉时是否有血管扩张及侧支血管形成，并高度警惕筋膜间隔综合征。

◆ 手指离断伤

手指血管重建指恢复不完全离断的手指的血供，手指再植重建完全离断手指的血供。

手指再植的绝对适应证

- 拇指离断，多个手指离断
- 手掌部分离断，手腕或前臂远端离断，肘关节上离断

- 12 岁以下儿童的任何离断伤

相对适应证
- 单根手指末端离断伤及指浅屈肌（FDS）插入伤

禁忌证
- 离断手指热缺血时间 > 12h 或冷缺血时间 > 24h
  - 对于腕关节近端的离断伤，热缺血时间不能超过 6h，冷缺血时间不能超过 12h
    - 超过以上缺血时间限值而再植成功的病例也有报道
  - 患者病情不稳定，无法耐受长时间手术
  - 相对禁忌证：精神不稳定、吸烟、糖尿病患者

挤压伤和撕脱伤的断指再植成功率很低。对于严重的、多平面手指刀砍伤，不可能行断指再植术。另一种提示预后不良的临床表现是皮肤和神经血管束上出现红色线条。

术前准备

当患者发生手指离断伤时，应立即将离端的手指或部分手指送入急诊室，用浸过湿盐水的海绵包裹后放入塑料袋，将塑料袋放在冰面上送至手术室。为防止手指发生冻伤，不要将其冷冻或浸泡在冰块里面。对离断的手指拍 X 线片，明确损伤平面。离断的手指在再植之前需要在放大镜或显微镜下探查血管的完整性。根据上述检查结果确定断指再植的可行性。

给予患者充分补液，并向其交代手术的利与弊，以使其了解手术操作过程，明确术后功能锻炼的必要性，

对预后有现实的期待。

　　将患者推入手术室，开始手术。首先，缩短部分指骨，用克氏针固定离断的指骨，然后按照以下顺序进行修复：伸肌腱、指背静脉、指背皮肤、屈肌腱、动脉和神经（静脉、动脉、屈肌腱的顺序目前仍存在争议）。血管的修复吻合需要在损伤区域以外进行。使用静脉移植物或 flow-through 静脉皮瓣吻合微血管，可使吻合手术在感染概率最小的环境中进行。如果多根手指同时再植，操作时最好按部位修复而不是按手指修复（即每根手指的同一部分修复完成后再修复另一部分）。

　　术后用夹板固定患肢，将患者置于温暖舒适的环境中，并抬高患肢。水蛭可以在吸血的同时分泌有抗凝作用的水蛭素，帮助缓解静脉淤滞，因此临床上常将水蛭放置在指端，每次吸血 30min，维持 5 ~ 7d。预防性使用抗生素，如第三代头孢、庆大霉素或复方新诺明等可用于预防嗜水气单胞菌感染。

　　拇指、手腕和指浅屈肌腱止点远端的损伤术后恢复较好，总成活率为 80% ~ 90%。

并发症

- 受损手指不耐受寒冷
- 骨折不愈合
- 骨畸形愈合
- 关节挛缩
- 感染

指端损伤

　　指端撕脱伤和离断伤是指发生在指固有动脉分支远

端的损伤。这一区域内的损伤无法用微血管吻合的方法修复。此外，指端损伤常常伴有指甲撕脱以及远节指骨末端骨折（指端粉碎性骨折）。指端损伤的修复需要注意骨折的复位、指甲的修复以及软组织的重建。

指甲修复

指甲的解剖可见图 17－1。通常情况下，指甲受伤后出现甲下血肿意味着成熟区甲床损伤。小的甲下血肿（＜40％指甲面积）的治疗可采用甲下间隙抽吸，并用18～20G 针头冲洗。当怀疑甲床严重损伤或出现大面积的甲下血肿时，需要去除甲板，直接修复甲床。

对甲板完全撕脱伤，修复时首先用 6－0 普通肠线缝合甲床，然后用两根 5－0 铬制缝线垂直褥式缝合，将小

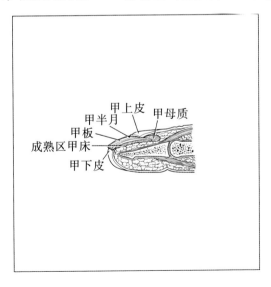

图 17－1　指端的正常解剖结构

片纱布、金属箔片或者脱落的甲板缝合在甲床外支撑甲母质。保护甲母质可以防止粘连并有利于新甲板的生长（图 17 – 2）。随着时间的推移，支架将会被新生的甲板从下方慢慢替代。

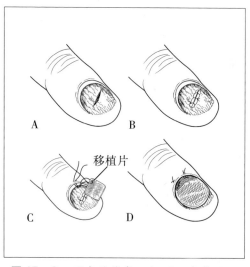

图 17 – 2　甲床的修复。A、B. 成熟区甲床裂伤缝合修复。C、D. 甲母质支架

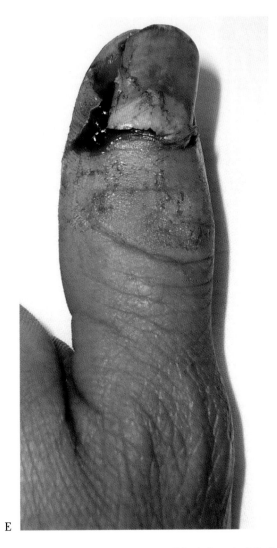

E

（续）**图 17 - 2** E. 指端粉碎性骨折患者甲床的修复

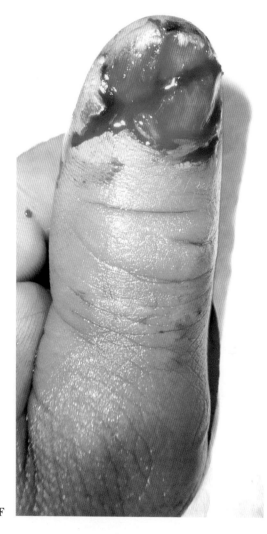

F

（续）图 17 - 2　F

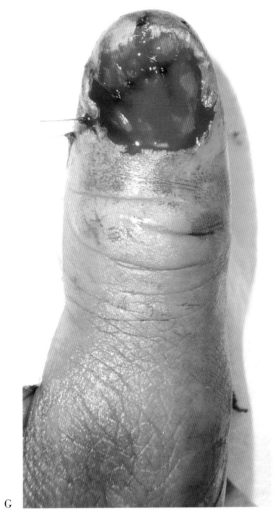

G

（续）图 17 - 2　G

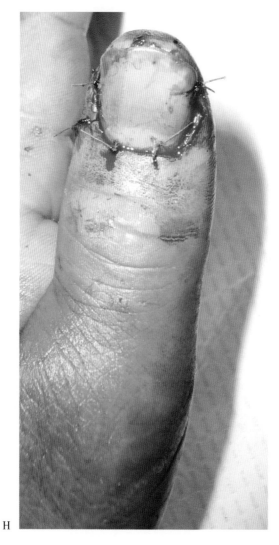

H

（续）图 17 - 2　H

指端骨折

末节指骨骨折的处理在第 14 章已有详细的讨论。与指端损伤伴发的指端粉碎性骨折比较简单，治疗方法也并不复杂。一般情况下简单地缝合修复软组织缺损后用铝质甲板制动患指即可完成修复。同时，采用轴向克氏针或 20G 针头固定同样有助于骨折的复位。

软组织修复

指尖软组织缺损的修复取决于损伤的程度（离断或是撕脱）以及离断端是否存在。当指端明显撕脱时，应评价撕脱部分是否仍存在活性。如果撕脱部分发绀或缺血，可视为已经离断。如果撕脱部分仍有活性，说明撕脱部分的蒂部仍能提供充分的血供，在这种情况下，仅需用 4 - 0 nylon 缝线（儿童用 5 - 0 铬制缝线）将撕脱部分直接与近侧断端缝合即可。

对于原发或继发的手指末端离断部分，去除该部分平滑皮肤下的皮下组织后可以再次利用，即将处理后的皮肤作为全厚皮片移植至指尖断端（图 17 - 3）。伤指用铝质甲板固定保护 5d。

如果无法得到离断的手指末端部分，修复就取决于缺损的大小以及暴露的结构。不伴指骨外露的手指末端小缺损（＜1cm）可通过定期换药自行愈合。治疗过程为用 xeroform 纱布覆盖创面，每天换药 2 次。较大的缺损可以通过全厚皮片移植修复，皮片供区可选小鱼际或前臂。当有末节指骨外露时，应充分冲洗创面，在周围组织活性尚存的情况下，用局部皮瓣覆盖创面（图

17 - 4、17 - 5）。如果无法确定周围组织的活性，可用
xeroform 纱布覆盖创面，定期换药直至明确周围组织的
血液运行情况。短期的换药随诊有助于判断创面修复是
采用局部皮瓣还是邻位皮瓣。

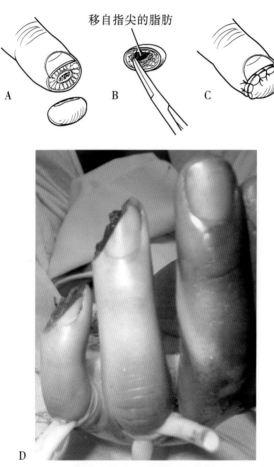

图 17 - 3 　A ~ C. 修复手指末端离断伤，将离断部分的皮肤作
为全厚皮片移植至指尖断端。D. 手指末端离断伤的表现

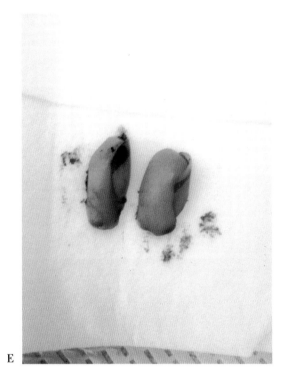

E

（续）图 17 -3　E. 离断的手指末节部分

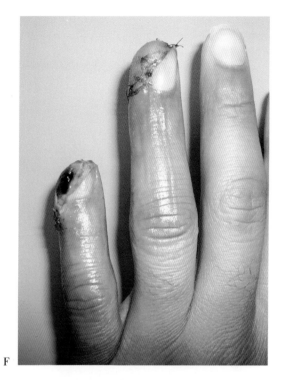

（续）图 17 -3　F. 术后 2 周

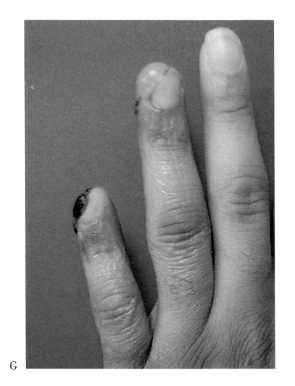

G

（续）图 17 - 3　G. 术后 1 个月

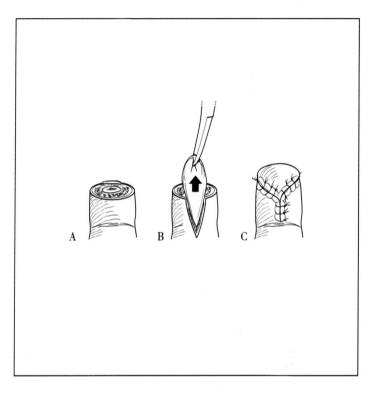

图 17 - 4 A ~ C. 指腹 V-Y 推进皮瓣覆盖指尖横断创面

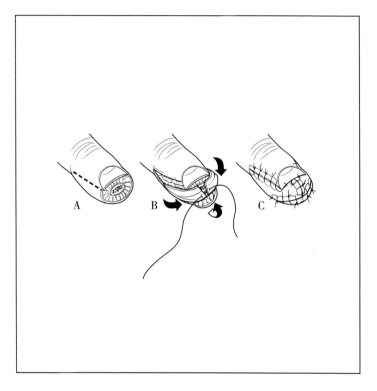

图 17 – 5 A ~ C. Kutler 两侧 V-Y 推进皮瓣覆盖指尖创面

第 18 章

上肢周围神经损伤

上肢神经损伤可发生于爆炸伤、挤压或穿透伤、锐器伤等，其治疗的关键在于恢复神经的连续性，使神经得以生长和再生。神经损伤后将发生沃勒（Wallerian）变性，伤后 18 个月内恢复运动终板的神经支配可预防肌肉萎缩及继发畸形。对该类损伤进行合理的一期治疗，可最大限度地减少功能损害，获得良好的预后。

◆ 损伤的分类 （图 18 – 1）

Ⅰ度损伤：神经失用

该类损伤发生于神经受到挤压、压缩或拉伸后，此时神经结构并没有遭到破坏，但失去了连续性，适于采取保守治疗，包括患肢夹板固定与物理方法治疗。正常情况下，神经损伤可在 3 个月内恢复；否则，应怀疑是否存在需要手术治疗的 Ⅱ 、Ⅲ 或Ⅳ度损伤。

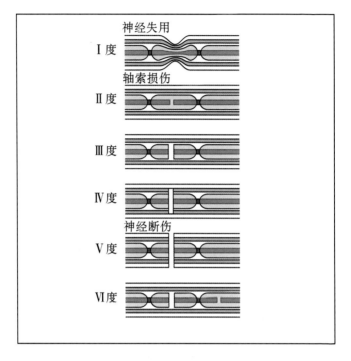

图 18 - 1 神经损伤的 Seddon-Sunderland-MacKinnon 分类

Ⅱ、Ⅲ、Ⅳ度损伤

这类损伤指神经内部结构被破坏，可能仅为单纯神经束轴突紊乱继发瘢痕形成（轴突断裂／Ⅱ度损伤），也可能存在神经束水平或贯穿整条神经的瘢痕传导阻滞（Ⅲ°、Ⅳ°损伤）。由于神经末梢可以 1mm/d 或每个月 1in 的速度沿完整神经鞘生长，因此轴突断裂可自行愈合而无需手术干预。神经损伤愈合后继发瘢痕形成会导致神经传导不完整，根据瘢痕处传导能力下降程度的不同，该类病变可能需要行神经内部松术解或切除术＋直接修复术。如果神经功能没有恢复，则 Ⅱ、Ⅲ、Ⅳ 度神经损伤的鉴别取决于伤后特定时间间隔的肌电图（electromyography，EMG）检查及神经传导检查（nerve conduction study，NCS）结果。

Ⅴ、Ⅵ度损伤

神经完全中断即神经断裂，可通过直接接合修复或借助神经导管移植修复。Ⅵ度损伤指沿神经走形分布的多发伤，此类损伤由于存在潜在纵向瘢痕形成，因此需要手术干预。

◆ 治疗措施

周围神经损伤患者的损伤部位通常比较明显，伤口常为开放性且与特定肢体末端创伤相关。任何情况下，对此类患者都应进行全面的体格检查以判断功能丧失的程度。运动功能检查包括评估所涉及的全部肌群，记录其肌力；感觉功能检查则包括轻触觉、两点辨别觉及振动刺激的评估。

神经损伤的具体治疗方法取决于损伤的程度和机制。一般而言，对闭合性损伤（神经失用或轴突断裂）可采取保守方法治疗，预计 3 个月内神经可恢复正常功能。对于开放性损伤，若神经及其周围软组织无失活可能，则应行一期修复。对神经锐性撕裂伤，应在清创后即刻探查和修复。对爆炸伤、挤压伤及撕脱伤，亚急性期神经及周围组织可能存在潜在失活，处于"昏迷（stunned）"期，此时应延迟修复。由于上述损伤常为开放性，因此应及时探查，检查神经。若神经断端相距较近，可即刻修复；否则，应对神经断端进行标记，以便4~6周后延迟修复。此类创伤不建议行一期神经移植修复，因为对于开放性损伤，应先修复骨及血管结构损伤，然后修复神经。

◆ 臂丛神经损伤

颈根部的高速度伤口或直接穿通伤患者应怀疑臂丛神经损伤的可能。该类患者的临床表现为患侧上肢末端感觉迟钝及无力，必须注意排除颈椎、胸廓出口血管及肩带合并伤。

伤情评估

根据臂丛神经的解剖特点，可通过体格检查进行病变定位诊断（图18-2）。检查内容包括感觉丧失、运动功能及血管完整性的评估。除体格检查外，还应进行颈椎及患侧上肢放射学检查，颈部CT扫描可发现颈椎损伤，并有助于评估臂丛神经根性撕脱伤。

治疗方法

臂丛神经损伤的治疗方法取决于其为撕脱伤还是脊髓以外的破裂伤。若为撕脱伤，需先通过EMG或NCS和体表感觉诱发电位检查（short latency somatosensory evoked potentials，SSEP）对臂丛神经的功能进行全面评估，再进行二期重建。在急诊情况下，对此类患者可行夹板固定和康复锻炼等保守治疗，注意固定上肢时肘部

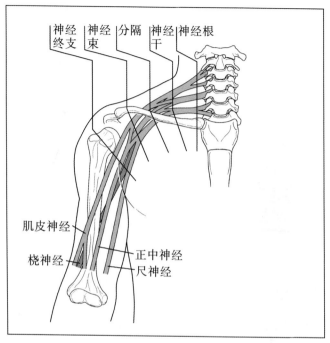

神经终支　神经束　分隔　神经干　神经根

肌皮神经

桡神经

正中神经

尺神经

图 18-2　臂丛神经的解剖结构

屈曲，将手与手腕置于安全位置。

中枢神经系统（central nervous system，CNS）以外的损伤（破裂伤）的治疗与单纯周围神经损伤类似（图18-3）。

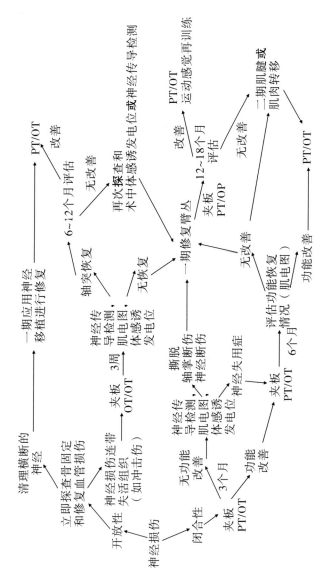

图 18-3 臂丛神经损伤的诊治流程

第 19 章

上肢骨筋膜室综合征

　　钝性挤压伤是上肢骨筋膜室综合征最常见的发病原因，手与手指也可发生，但较少见。当遇到上肢损伤患者时，应密切监测其组织缺血情况，并正确诊断骨筋膜室综合征，延误手术干预的最佳时机将导致灾难性的后果。由于上肢骨筋膜室综合征可导致近期肌肉缺血及远期福克曼（Volkmann）挛缩的后遗症，因此，需进行紧急治疗。

　　骨筋膜室内容物增加或容积减小均可引起其室内压力升高，导致组织缺血。挤压伤、严重软组织损伤、骨折、静脉渗液、注射损伤、动脉供血不足、烧伤、蛇咬伤、自身躯体压迫上肢及石膏固定过紧时，应特别注意筋膜室压力情况。

◆ 诊　断

　　骨筋膜室综合征的诊断主要依据患者的临床表现：持续性疼痛，肌肉被动拉伸（标志性）或主动屈曲时疼痛加重。患者主诉感觉减退，肌肉无力，骨筋膜室区域触痛。应注意，当脉搏可触及或多普勒超声信号存在时，并不能排除骨筋膜室内压力升高和骨筋膜室综合征。

主要症状

- 持续性疼痛进行性加重，患肢制动与抬高后疼痛不缓解
- 被动拉伸痛
  - 肌肉被动拉伸试验
    - 前臂
      - 背侧骨筋膜室：手指、拇指、腕关节尺侧的伸肌——被动屈腕试验
      - Mobile wad：桡侧腕长伸肌、桡侧腕短伸肌、肱桡肌——被动屈腕试验
      - 掌侧骨筋膜室：手指、拇指、腕关节的屈肌—手指、拇指、腕的被动伸展试验
    - 手
      - 手内筋膜室：掌指（MP）关节伸直、近侧指间（PIP）关节屈曲，手指被动外展、内收时疼痛具有诊断意义
      - 拇收肌筋膜室：牵拉和外展拇指试验
- 感觉减退
- 前臂或手张力增高、触痛

虽然肢体皮温降低、肤色苍白、无脉在骨筋膜室综合征中十分常见，但均可视为继发表现，往往病情进展至晚期才出现。若已出现上述主要表现，不应因无继发表现而延误手术时机。

压力测量

Stryker 穿刺针（图 19－1）或动脉导管（图 19－2）可用于测量骨筋膜室内压力。前臂骨筋膜间室压力可在 mobile wad 中测量，或者通过 stryker 穿刺针测量前臂掌侧骨筋膜室内压力得知：

- ＜25mmHg：正常。临床观察，若病情恶化则应重复测量

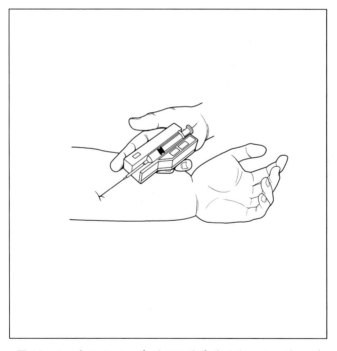

图 19－1　采用 Stryker 穿刺针测量骨筋膜室压力。将针置于前臂骨筋膜室内，将正常手臂压力测量值作为对照。设备背面附有详细使用说明

● 25～30mmHg：可疑。每2h重复测量一次，以进行观察

血压正常患者出现阳性临床表现，骨筋膜室压力＞30mmHg，持续＜8h，可诊断为骨筋膜室综合征。

患者精神状态改变，骨筋膜室压力＞30mmHg，持续＜8h，应高度怀疑骨筋膜室综合征。

低血压患者，骨筋膜室压力与舒张压差＜20mmHg，持续＜8h，应高度怀疑骨筋膜室综合征。

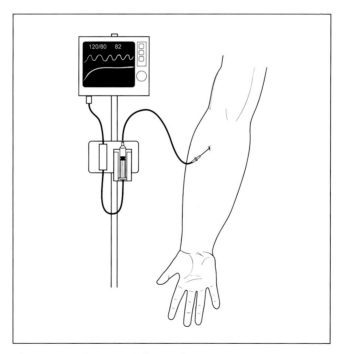

图 19 - 2 采用动脉导管测量骨筋膜室压力。将针头置入前臂骨筋膜室内（非静脉或动脉内），将针头刺入水平的骨筋膜室外，压力设为 0

◆ 筋膜切开术

筋膜切开术的适应证包括：出现前述的临床症状；骨筋膜室压力 > 30mmHg；骨筋膜室压力与舒张压差 < 20mmHg。当出现以下情况时，应急诊行筋膜切开术：①症状、体征开始出现的时间未知；②患者反应迟钝或失去意识。若存在组织缺血 4 ~6 h 的动脉损伤，可行预防性筋膜切开术。

手骨筋膜室压力通常难以准确评估，主要依据临床检查做出骨筋膜室综合征的诊断。

肌肉、神经缺血时间

肌肉、神经缺血 8h 后，将发生不可逆性损伤。

治疗方法

筋膜切开、骨筋膜室减压是骨筋膜室综合征的唯一治疗方法。由于血液灌注减少会加重缺血性损伤，因此在对患肢减压前切勿抬高肢体，进行减压后方可适当抬高患肢。

- 骨筋膜室数量：前臂 4 个，手 10 个
  - 前臂：掌侧深、浅，背侧及 mobile wad
  - 手：手背骨间肌 ×4，手掌骨间肌 ×3，小鱼际、大鱼际和拇收肌

前臂筋膜切开术（图 19 – 3）

正中神经、尺神经及全部 3 个掌侧骨筋膜室的减压。

探查掌侧深、浅骨筋膜室内的肌腹，必要时行肌外膜切除术。于大、小鱼际间做切口（类似于腕管切口），至腕横纹处切口沿横纹直接进入尺管行尺神经减压，注意避免横断正中神经掌侧分支或垂直于腕横纹做切口。于腕横纹处沿前臂尺侧延长切口约 5cm，形成皮瓣覆盖正中神经；继之切口弯向桡侧，到达前臂上 1/2 ~ 2/3 处；然后向尺侧切开直至肱骨内上髁的桡侧，此处可进行肱动脉探查，避免跨肘窝做直切口；最后进一步延长切口至肘上行腱膜减压。筋膜切开初始尚无法判定肌肉损伤的程度，因此即使肌肉看似坏死，也不应该立即清除。用腕部小皮瓣覆盖正中神经，于切口最桡侧行 mobile wade 减压。掌侧浅骨筋膜室减压后，须在指浅肌腱和桡侧腕屈肌间隔处行掌侧深骨筋膜室减压，从而预防其内肌肉缺血性挛缩。掌侧骨筋膜室减压可显著降低前臂的背侧张力，但如果全部掌侧骨筋膜室完全减压后前臂背侧张力依然较高，应继续沿该区域中线切开减压。

手筋膜切开术

于第 2、第 4 掌骨背部切开行手背骨间肌、手掌骨间肌及拇收肌减压（图 19 - 3）。切开掌骨的任一侧行骨间筋膜减压，暴露肌肉，然后沿第 2 掌骨尺侧用钝头剪刀剪开行掌侧第 1 骨间肌及拇收肌减压，并以类似的方式，沿第 4、5 掌骨桡侧行掌侧第 2、第 3 骨间肌减压。

最后，分别沿第 1 掌骨桡侧及第 5 掌骨尺侧做纵向切口，对大、小鱼际肌骨筋膜室减压。

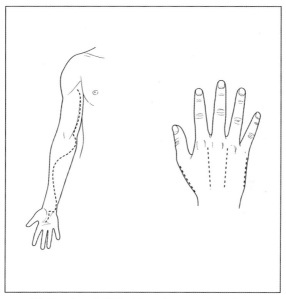

图 19 - 3　前臂筋膜切开术的 Rowland 切口

手　指

手指严重创伤或烧烫伤时，可行指筋膜切开或焦痂切开术。以掌指关节掌侧横纹一端为起点，做一条经手指各掌侧横纹同侧端点至甲板侧面的连线，即在手指非优势侧中轴做切口。手指非优势侧通常指食指、中指及无名指的尺侧，而拇指与小指可通过桡侧切口减压。然后，沿屈肌腱鞘掌侧切开，对屈肌腱及全部纵向连接减压。指尖部位的切口应跨越中线。

围术期处理

检测患者的血钾、肌酐激酶（CK）及肌红蛋白水平，以监测其是否发生挤压综合征及系统性大范围肌肉坏死后遗症。此外，采取肾脏保护措施也很有必要，具体措施包括膀胱导尿和大量水化，使尿量维持在 0.5 ~ 1mL/（kg·h）；另外，还应检测尿液的 pH 值及肌红蛋白水平。对于出现显著肌红蛋白尿的患者，应使用乙酰唑胺（250mg，口服，每天上午一次或 5mg/kg，静脉滴注，每 24h 一次）及甘露醇（5% 溶液 50 ~ 100mg，静脉滴注，滴注时间 > 2h，可重复使用该剂量以维持尿量，最高用量为 200g/d）碱化尿液。连续监测血清 K^+、CK 及尿肌红蛋白等指标，可以跟踪和确定疾病的缓解过程，为调整及终止治疗做参考。

术后处理

用夹板固定手腕于伸位，掌指关节屈曲 90°，拇指外展，指间关节伸直 180°，抬高减压后的患肢。切记勿勉强缝合皮肤切口，应无张力闭合皮肤创面，覆盖暴露的神经与动脉。暴露创面使用三溴苯酚纱布或 adaptec 纱布（Johnson & Johnson，Inc.，New Brunswick，NJ）覆盖，然后应用 kerlix 绷带（Kendall 公司，Mansfield，MA）及掌侧夹板固定，术后抬高患肢。在监护室中持续监测神经血管以评估减压是否充分。对于病情严重的患者，应做好 24 ~ 48h 内行二次手术探查、清除坏死组织的准备。

于术后 10d 闭合创面，若皮肤创口无法闭合，则应行创面断层皮肤移植术。闭合创面前应彻底清创。此外，亦可选用 silastic（Dow Corning，Midland，MI and Barry，UK）套圈逐日收紧，缓慢关闭创面。

第 20 章

游离皮瓣重建术后评估

对行游离皮瓣重建的患者，除给予同一般术后患者的基本处理措施外，还需特别注意发现和预防潜在的皮瓣损伤。当皮瓣状态出现可疑的变化时，原则上必须对其进行检查。除非负责检查的医生经验十分丰富，否则应将皮瓣出现的可疑变化检查结果汇报给手术主治医生（attending surgeon）。

◆ 评　估

生命体征监测

心率监测对于评估疼痛控制、血容量以及潜在的心律失常非常重要。疼痛控制不足是心动过速的常见原因，务必问清楚患者的疼痛程度并评估是否需要加用镇痛药。心脏传导阻滞或降压药（如 β 受体阻滞剂、镇痛药）使用过量可导致心动过缓，应注意观察。大多数游离皮瓣移植患者术后当晚会在重症监护室内接受远程监护，此时应注意观察其心电监护曲线，排除心房颤动、心房扑动或其他类型的心律失常。控制心律失常不仅对保证患者的生命安全非常重要，对保持皮瓣的存活也非常重要。突然的血压波动可导致跨微血管吻合口处或皮瓣内血流紊乱，从而可能导致皮瓣灌注损害。

术后应密切监测患者的血压。应保持大多数游离皮瓣移植术后患者的平均动脉压（MAP）＞90mmHg，收缩压（SBP）＞120mmHg。同时，应注意避免血压降低非常重要，低血压可导致受区动脉痉挛及静脉淤滞，进而导致血栓形成。由于手术时间长、不显性失水及术后第三间隙积液，游离皮瓣移植患者通常存在血容量不足，需在术后早期进行补液治疗。尿量最能准确反映患者的血容量状态，游离皮瓣移植患者的尿量至少应为0.5mL/（kg·h）（例如患者的体重为70kg，则尿量应至少为35mL/h），最好达到50～100mL/h。对疑有血容量不足的患者，应推注乳酸林格液或生理盐水。术后24h后，病情稳定的患者可应用 D5 1/2 NS* 维持治疗。

除非含水充分的患者出现了明显的肾脏失代偿表现，否则不应使用利尿剂。同样，也不能轻易使用升压药治疗低血压，升压药应作为最后的治疗手段且仅用于绝对必要时（严重低血压）。

高血压（＞180/100mmHg）可导致术后早期患者发生出血。血压升高最常见的原因是疼痛控制不足，当患

---

* D5 1/2 NS = Dextrose 5% in 0.45% saline，即含 5% 葡萄糖和 0.45% NaCl 的高渗晶体液，常用于术后维持体液和营养。

者血压极高且对镇痛药无反应时，应给予小剂量降压药，例如肼屈嗪 10mg 静脉滴注，或拉贝洛尔 10～20mg 静脉滴注（需要时），防止 MAP 下降过快损害皮瓣。

通过脉搏血氧仪监测患者的氧合情况，保持其血氧饱和度 >93%。血氧仪是指再植后监测再植指的有用工具，使用时，血氧仪信号丢失表明动脉损伤，血氧饱和度逐渐下降则提示静脉淤血。

避免低温以预防血管痉挛。患者所处的室温应保持在 21°C 以上，若室温难以控制，则应充分利用取暖设备。

密切监测术区的引流量。术后早期由于创区渗血，引流量可能较多，如果引流量在持续增多的情况下突然减少，提示可能有静脉血栓形成。当引流量较多时应立即进行皮瓣评估。

临床观察

虽然显微血管技术的进步降低了游离皮瓣移植的失败率，但早期识别皮瓣损伤并立即进行手术干预才能预防所有皮瓣坏死。

及时向主治医生汇报任何潜在的皮瓣损伤，嘱患者禁食以备随时进行手术探查。

对皮瓣进行评估时，良好的临床观察技巧必不可少。首先，打开室内所有的灯光，评估皮瓣的大体外观，健康皮瓣呈粉色，温暖、柔软，毛细血管再充盈时间 <2s，任何其他异常表现均应引起重视。图 20-1 展示了 1 例静脉淤血皮瓣。需要注意的是，带蒂的皮瓣术后易发生静脉淤血，但通常随时间的延长自行缓解（图 20-2）。

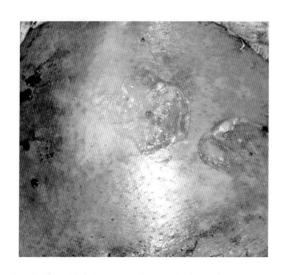

图 20 -1　游离皮瓣静脉淤血

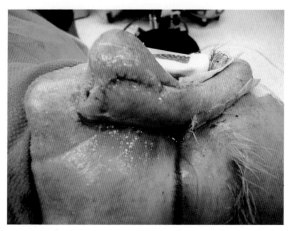

图 20 -2　前额旁正中带蒂皮瓣静脉淤血

动脉损伤的标志之一是皮瓣苍白，触之较凉，组织充盈差。查看皮瓣颜色是否变苍白并检查毛细血管再充盈时间（以 2s 为标准）。若怀疑皮瓣血供有问题，可用 18 号或 20 号针头刺破或刮伤皮瓣评估其出血情况，此方法适用于检查皮瓣远端及近端，须避开蒂部。检查时注意以较小的角度进针，避免损伤深部血管结构。静脉引流不畅表现为皮瓣张力大，充盈压高，呈紫色，触之或暖或凉。皮瓣周缘通常存在静脉渗血，如果皮瓣颜色变苍白，毛细血管再充盈通常比较活跃。针刺皮瓣后亦可导致静脉出血。

多普勒检查

多普勒常用于测量血管内血流速度与血流率。正常血流动力学具备 3 个不同的声音阶段：第一个阶段为心脏收缩期血液向前流动扩张血管；第二个阶段为心脏舒张早期弹性血管回弹，出现短暂的血液逆流；第三个阶段为心脏舒张晚期及心房收缩，此时血液再次向前流动。

综上所述，多普勒信号可为单相、双相或三相，声音清晰鲜明。健康皮瓣应具有三相信号。术后早期，多普勒信号通常开始为双相，代表皮瓣已变凉，处于缺血期；随着皮瓣转暖和恢复灌注，亦可闻及第三个阶段信号。单相型或类似"手提钻"的声音信号表明静脉闭塞。任何多普勒信号的变化均提示应及时仔细检查皮瓣的状态。

埋植游离皮瓣时，没有可用于外部监测的皮岛，此时可利用植入式多普勒。可将多普勒袖带置于动脉或静脉蒂处，但由于静脉损伤更为常见且动脉即使完全栓塞信号仍可传递，故更常置于静脉处。信号丢失最常见的原因是袖带移位，但此时仍应对皮瓣进行检查，评估皮瓣的真实状态。

◆ 预防与挽救措施

首先应考虑皮瓣损伤的局部因素。

● 松解所有紧缩性敷料，避免皮瓣受到不必要的压力（若缝合使皮瓣张力过高，则应立即拆除缝线）。拆除缝线有助于清除血肿，减轻影响皮瓣灌注的术后水肿与充血

● 挤压引流管，清除可能妨碍血肿清除的血凝块

● 重新调整患者的体位以纠正任何潜在的皮瓣蒂部扭曲或受压，这种方法有时可即刻使皮瓣恢复生机，缓解灌注或引流不足

● 尽可能抬高患肢以利静脉回流和减轻术后水肿，静脉回流障碍和术后水肿均可导致皮瓣压塞

抗凝治疗

指再植或游离皮瓣轻度淤血时常用水蛭疗法（图20-3）。水蛭可分泌含肽水蛭素的唾液，导致皮瓣出血，通过缓解淤血挽救皮瓣。水蛭可附着于皮瓣0~30min，主动吸血；脱落后，皮瓣上水蛭咬伤的伤口在水蛭素的作用下继续渗血，渗血量大于水蛭主动吸血量。采用水蛭疗法时，伤口易感染嗜水气单胞菌，应预防性应用抗生素（复方新诺明口服，每天2次；或环丙沙星500mg口服或静脉滴注，每天2次）。若开始治疗时水蛭不附着，可用20号针头先针刺皮瓣出血，帮助水蛭附着吸血，其通常吸饱血后死去。水蛭可从药店、其他地方医院购得。虽然水蛭可暂时缓解轻度淤血，但游离皮瓣发

生淤血时仍应在手术室内检查其静脉吻合情况。

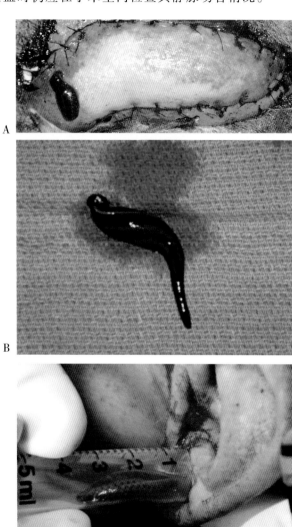

图 20-3　A. 水蛭疗法治疗皮瓣淤血。B. 医用水蛭。C. 使用剪裁后的注射器将水蛭放于指定位置

游离皮瓣移植术后通常不使用肝素，除了某些指再植及修整吻合术。术后早期即刻全身肝素化与大出血率显著升高相关。当患者发生皮瓣损伤后，准备手术治疗的同时应给予患者推注 3 000～5 000U 肝素，有助于预防血凝块播散。

根据主治医生的用药习惯，术后可常规应用 10% 葡聚糖，其不仅是扩容剂，还具有抗血小板的特性。首先给予患者 5mL 试验剂量，然后从 25mL/h/d、连用3～5d 或 40mL/h×12h、连用 3～5d 开始经验性治疗。药物的副作用包括充血性心力衰竭、容量超负荷、肾毒性及过敏反应。

术后通常给予患者 ASA（肠溶阿司匹林；325mg，每天 1 次，连用2 周）。

实验研究表明溶栓剂使用有效，但临床使用较为混乱且具有争议。实验表明，对于有静脉损伤的皮瓣，溶栓剂可有效裂解其内的血栓。切断静脉后，将 2～4mg 组织型纤溶酶原激活剂（tissue plasminogen activator, TPA；50 万～75 万 U）由动脉蒂部输入，避免全身性给药。

若能早期诊断，皮瓣救治成功率可达 50%～75%。评估游离皮瓣时，评估者应保持敏锐的观察力，并牢记皮瓣损伤的所有潜在原因，包括血栓形成、内膜瓣、后壁吻合（back walled anastomosis）、蒂部扭曲、皮肤缝合过紧、水肿、血肿、外部压力、血管痉挛、低体温、低血容量。

需要注意的是，不应等到皮瓣呈紫蓝色、冰冷且失去多普勒信号时才开始干预，此时很可能已无法挽救。全面检查皮瓣后，应随时咨询主治医生或其他经验丰富的医生，并做好必要时再次手术的准备。

第 21 章

整形术后并发症及治疗措施

在对整形手术患者进行术后评估时，不仅要评估患者有否有早期并发症表现，还必须关注其舒适度、疑问及需求。常规检查每位患者的生命体征，当患者出现心率增快、血压降低、尿量减少时，可能预示着并发症的发生。此外，不应忽视患者主诉的疼痛症状，因疼痛所引起的高血压可导致血肿形成，后者不仅会导致危及生命的贫血，也可损害皮瓣，并导致其功能障碍。当患者主诉疼痛时，应询问疼痛是否为两侧不对称，若是，通常提示血肿或感染，此时应去除伤口敷料并检查伤口（对于耳郭成形术后主诉不对称性剧烈疼痛的患者，一定要去除术区敷料）。干预前首先应对患者的病情进行准确评估，并向主刀医生提出简明、合适的诊疗计划。

◆ 腹壁成形术

注意事项

● Jackson-Pratt（J. P.）引流量

　　　　·若 J. P. 引流量较多，呈血性且不转为浆液性，考虑血肿形成

　　　　·引流量较少，且伴不断增大或疼痛性肿块形成时，应提高警惕，考虑血肿形成，并检查引流管可能堵塞

　　● 使患者坐于草坪椅上或保持屈曲体位

　　　　·病床上方放置标志，提醒护理人员患者所需的体位

　　　　·拔下病床控制装置

　　● 诱发性肺活量测定

　　　　·减少肺不张

　　● 预防深静脉血栓（deep venous thrombosis，DVT）

　　　　·术后第 1 天，让患者在助行架辅助下下床（out of bed，OOB）行走，同时可选择术后理疗

　　　　·给予依诺肝素（aventis pharmaceutical，parsippany，NJ）40mg，皮下注射（SC），每天 1 次

　　● 应用腹壁黏合剂

　　● 脐部活力

　　　　·小范围的延迟愈合伤口最终将通过二期手术愈合

　　　　·保持脐部清洁

血　肿

　　● 诊　断

　　　　·不对称性疼痛，或者切口或腹部不对称性膨隆

　　　　·心率加快，血压降低，尿量减少

　　　　·血象下降

- 治疗措施

·拔除引流管，检查血红蛋白水平及血细胞比容（Hb／HCT），每 6h 检查一次

·静脉推注生理盐水 500mL，并适当增加流速（注意有心脏病史的患者液体输入过量可能导致肺水肿和心力衰竭）

·准备好抗凝剂

·交叉配血并备好浓缩血细胞（pRBCs）以备输血

·手术探查

呼吸窘迫

肺栓塞

- 诊　断

·动脉血气（arterial blood gasses，ABGs）

▪ 明确有无低氧血症、高碳酸血症及呼吸性碱中毒

▪ 当 PaO_2 低且呼吸困难时，肺栓塞可能性高

▪ 若怀疑 DVT，应检查小腿疼痛及肿胀情况，然后行多普勒超声检查

▪ 胸部 CT 扫描符合肺栓塞

▪ D‐二聚体升高

- 治疗措施

·若高度怀疑肺栓塞，应给予肝素静脉滴注

·给予肝素或依诺肝素

▪ 肝素：首剂负荷量 80U/kg 静脉滴注后，以

18U/（kg·h）的速度静脉滴注；每 6h 检查一次凝血活酶时间（PTT），并使其维持在 60～90

　　■ 依诺肝素：1mg/kg，每 12h 一次，皮下注射

肺水肿

- 诊　断
  - ·微生物培养（CXR）
  - ·胸部听诊
  - ·若条件允许，应检查中心静脉压（central venous pressure，CVP），CVP > 12cmH$_2$O（1cmH$_2$O = 0.1kPa）说明容量超负荷
- 治　疗
  - ·呋塞米（Aventis Pharmaceutical，Parsippany，NJ）20mg，静脉滴注
  - ·检查尿量，保持入量小于出量
  - ·必要时重复应用呋塞米 20mg，静脉滴注
  - ·监测电解质

切除过度

- 可能导致功能残气量减少
- 有哮喘或慢性阻塞性肺疾病（chronic obstructive pulmonary disease，COPD）史的患者更易发生
- 治疗措施
  - ·首先采取保守治疗，调整患者的体位，改善呼吸（respiratory core），包括诱发性肺量测定和应用支气管扩张剂
  - ·手术探查

伤口裂开

小面积裂开
- 应用切口拉膜（3M，St. Paul，MN）将裂开区域与未裂开区域加强固定
- 变换伤口敷料，由湿到干，行局部处理
- 远期修整

大面积裂开
- 手术清创，闭合创面

◆ 隆　胸

血　肿
- 诊　断
  · 单侧疼痛、肿胀，偶有发热
- 治疗措施
  · 如果有引流设施，应拔出
  · 小血肿患者若无症状，可临床观察
  · 大血肿应手术清除

感　染
- 术后（POD）5～10d
- 评估患者为浅表皮肤感染或假体感染
- 诊　断
  · 白细胞升高

- ·伤口边缘暖性红斑
- ·排除假体周围感染
- 超声或 CT 检查
  - ·寻找积液或假体周围包膜或炎症
- 治　疗
  - ·浅表性感染
    - 蜂窝织炎可应用抗生素治疗
  - ·克林霉素 400mg 口服，每天 4 次
    - 重症感染时，克林霉素 900mg 静脉滴注，每 8h 一次，或万古霉素 1g 静脉滴注，每 12h 一次 + 头孢吡肟 1g 静脉滴注，每 12h 一次，同时考虑使用具有同等生物利用度的口服或皮下注射（ID）抗生素治疗（如利奈唑胺）
  - ·假体外露
    - 轻微污染而无感染
    - 应用第 Ⅳ 代抗生素
    - 伤口局部用碘附消毒
    - 准备更换新假体
    - 切除囊壁，对囊腔清创
    - 对于乳房重建患者，可改变假体置入部位或使用皮瓣覆盖假体
  - ·假体感染（以下标准尚存在争议）
    - 取出被污染的假体
    - 切除囊壁，冲洗囊腔
    - 3~6 个月后置入假体
    - 应用第 Ⅳ 代抗生素

◆ 隆 鼻

气道梗阻

- 鼻腔填塞或误吸鼻内夹板
- 吸入血液导致喉痉挛

视力损害

- 局部麻醉剂的缩血管作用导致血管痉挛
- 血栓栓塞引起眼部缺血
- 治疗措施
  - 眼科急诊就诊

出 血

- 明确出血部位
- 治疗措施
  - 填塞物品
    - 纱布
    - 可吸收性止血纱布 surgicel（Johnson& Johnson，New Brunswick，NJ）
  - 内镜下电凝止血
  - 若上述方法均无效，可给予后鼻腔填塞（详见第 6 章图 6 - 4b）

鼻中隔血肿

- 治疗措施

- 吸引
- 切开，引流，填塞
- 应用抗生素敷料预防鼻中隔脓肿
- 阿莫西林克拉维酸钾（GlaxoSmithKline，Mississauga，Ontario，Canada）875mg，口服，每天 2 次

感　染

局限性感染

- 蜂窝织炎
- 脓肿
- 治疗措施
  - 沃格孟汀 875mg 口服，每天 2 次

鼻腔填塞导致的中毒性休克

- 术后发热，呕吐，腹泻，低血压但无明显失血，以及红斑状日晒样皮疹
- 由金黄色葡萄球菌产生的超级毒素，即中毒性休克综合征毒素 – 1（toxic shock syndrome toxin – 1，TSST – 1）引起
- 治疗措施
  - 去除鼻腔填塞物并获得鼻腔微生物培养结果
  - 应用耐 β 内酰胺酶的抗金黄色葡萄球菌的第Ⅳ代抗生素
    - 应用注射用氨苄西林钠舒巴坦钠（优立新，unasyn；Pfizer，New York，NY）3g，静脉滴注，每6h 一次
  - 积极恢复血流动力学

颅内感染

- 脑膜炎
- 硬膜下积脓
- 脑脓肿
- 海绵窦血栓形成
  - 用 CT 辅助诊断，采用广谱抗生素治疗
- 急和（或）慢性鼻窦炎
  - 沃格孟汀 875mg 口服，每天 2 次

水　肿

- 治疗措施
  - 抬高头部
  - 冷敷
  - 控制血压

◆ 眼袋整形

球后出血

- 疼痛，眼球突出，眼肌麻痹，伴或不伴失明（详见第 6 章图 6 - 6）
- 治疗措施
  - 有视力改变
    - 床旁即刻拆除切口缝线，切开外眦
    - 地塞米松（Decadron；Merck&Co.，Inc.，Whitehouse Station，NJ）10mg，静脉滴注
    - 准备即刻手术探查

· 无视力改变

  ■ 准备即刻手术探查

  ■ 类固醇类化合物的应用目前尚存在争议

· 控制高血压

· 20% 甘露醇（1g/kg）及乙酰唑胺（初始剂量 500mg，之后 250mg，每 6h 一次）静脉滴注以降低眼内压

· 若未能及时进行手术探查，患者视力开始下降，可行床旁外眦切开及松解术（详见第 6 章图 6-6）

角膜损伤

● 诊　断

  · 眼睛疼痛，流泪，有异物感

  · 由眼科医生行裂隙灯检查诊断

● 治疗措施

  · 去除异物

  · 新霉素 - 多黏菌素 - 地塞米松滴眼液（maxitrol；Alcon Laboratories，Fort Worth，TX）

  · Lacrilube（Allergan，Inc.，Irvine，CA）

  · 眼用杆菌肽软膏

  · 24h 内缓解

  · 闭眼后加压包扎 24h

水　肿

● 治疗措施

  · 抬高头部

  · Swiss eye 治疗（冷敷）

◆ 除皱术

血　肿

- 为最常见的并发症，通常由高收缩压，服用阿司匹林或非类固醇类消炎药（NSAIDs），恶心及呕吐所致
- 症　状
  - ·疼痛，情绪激动，高血压，颈或面部肿胀，口腔黏膜淤斑，皮肤淤斑
  - ·可致皮肤坏死
- 治疗措施
  - ·大血肿
    - ■ 需立即行手术引流以避免皮瓣坏死
  - ·小血肿
    - ■ 床旁挤压或连续针刺抽吸联合加压包扎清除血肿
  - ·控制血压

神经损伤

- 嘱患者抬眉、微笑、嘟嘴以评估其面部的对称性。
- 术后早期患者，大多数运动神经麻痹的原因是局部麻醉的作用，过度牵拉浅表肌肉 – 腱膜系统（the superficial musculo-aponeurotic system，SMAS），感染或血肿。
- 最常受损的神经是提供耳下及耳垂感觉的耳大神经
- 治疗措施
  - ·术后早期的神经麻痹应临床观察，并向术者汇

报特殊查体所见，以帮助确定面神经麻痹的原因和治疗措施

皮瓣坏死

- 初始表现可能为紫绀，病变为可逆性
- 评估有无血肿、血清肿或感染，并进行合理治疗
- 局部皮瓣坏死
  - 应用纱布湿敷或涂抹抗生素软膏
  - 对全层损伤应先采取保守治疗，即清创，之后再对伤口行二期手术缝合
- 若患者出现口周皮肤溃疡，提示可能爆发疱疹，应给予盐酸伐昔洛韦胶囊（valtrex；Glaxo Smith Kline，Mississauga，Ontario，Canada）500mg，口服，每天 2 次。

◆ 吸脂术

体液平衡失调

- 大量吸脂（>4L）对体液的影响较大
  - 导尿以密切监测尿量
  - 术中计算总液体出入量
    - 入量 = 静脉补液量（intravenous volume fluid，IVF）+ 润湿液量
    - 出量 = 吸脂量 + 尿量
- 补 液
  - 小量（<2 500mL）吸脂
  - 维持性静脉补液
  - 较大量（>2 500mL）吸脂

- 补液原则
- 一般补液原则
  - 总静脉补液量（mL）
    - 围术期静脉补液量 + 术后静脉补液量 + 润湿液量 = 2 × 吸脂量（mL）
    - 术后补液量 = 2 × 吸脂量 − （围术期静脉补液量 + 润湿液量）
  - 滴定尿量
  - 补液过度会导致机体高容量性负荷，并诱发心肺并发症
- 失血
  - 根据润湿技术（表 21 − 1）计算失血量

表 21 − 1　不同吸脂技术的失血量估计

吸脂技术	液体浸润	估计失血量（EBL）
干性吸脂	无	20% ~ 40%
湿性吸脂	每个部位 200 ~ 300mL	8% ~ 20%
超湿性吸脂	1mL 浸润液体：1mL 吸出液	1%
肿胀吸脂	2 ~ 3mL 浸润液体：1mL 吸出液	1%

血肿或血清肿

- 穿束身衣
- 可使用更多的泡沫或大量外科敷料衬垫包扎
  - 大量积液造成皮肤张力过高、缺血时需要手术干预

·血清肿可在床边或超声引导下进行吸引

利多卡因中毒

·0.05% 利多卡因推荐剂量：35mg/kg 湿润溶液

- 诊　断
  - ·口周麻木
  - ·口内金属味
  - ·耳鸣
  - ·胸闷、头晕
  - ·注意力不集中
  - ·视觉障碍
  - ·头痛
  - ·（服用镇静剂后）镇静状态
  - ·震颤
  - ·癫痫发作
  - ·严重时可导致昏迷或心跳、呼吸骤停
- 治　疗
  - ·支持治疗
  - ·吸氧或水化
  - ·保持呼吸道通畅
  - ·给予苯二氮䓬类药物预防癫痫发作
    - 地西泮 5～10mg 或硫喷妥钠 50～100mg

感觉减退

- 较常见，短暂性感觉减退在 6 个月内可恢复正常

呼吸窘迫

- 脂肪栓塞综合征
  - ·静脉内脂肪沉积导致肺损害，并可能导致急性呼吸系统综合征
- 体格检查
  - ·心动过速
  - ·呼吸急促
  - ·呼吸困难
  - ·通气 – 血流异常导致缺氧
  - ·峰形热（高热）
  - ·躯干淤斑
  - ·结膜下及口腔出血
  - ·谵妄
  - ·木僵、抽搐或昏迷
  - ·视网膜出血
- 诊　断
  - ·ABG（动脉血气分析）：低氧血症，肺内分流增加
  - ·血小板减少
  - ·贫血
  - ·低纤维蛋白原血症
  - ·尿脂肪渍：尿中出现脂滴
- 治疗措施
  - ·支持治疗
    - ·护理环境监测

- ·持续吸氧，监测脉搏血氧饱和度
- ·水　化
- ·预防 DVT（深静脉血栓）
- ·预防胃肠道应激反应
- ·给予类固醇药物
  - ■ 地卡特隆（decadron）4mg，静脉滴注，每 8h 一次
- ● 肺栓塞和肺水肿
  - ·见"腹壁成形术"章节